Dr. med. Christiane May-Ropers
Prof. Dr. David Schweitzer

Nie wieder sauer

Dr. med. Christiane May-Ropers
Prof. Dr. David Schweitzer

Nie wieder sauer

Leben im Gleichgewicht
Die Säure-Basen-Balance

Selbsthilfe bei Übersäuerung:

– richtiges Atmen
– ausgewogener Flüssigkeitshaushalt
– optimale Ernährung

Mit Teststreifen

Herbig
Gesundheitsratgeber

© 1997 F. A. Herbig Verlagsbuchhandlung GmbH, München
Alle Rechte vorbehalten
Umschlag: Adolf Bachmann, Reischach
Satz: Schaber Satz- und Datentechnik, Wels
Gesetzt aus 10,5/12 Punkt Optima in PostScript
Druck und Binden: Jos. C. Huber KG, Dießen
Printed in Germany
ISBN 3-7766-1984-8

Stufen

Wie jede Blüte welkt und jede Jugend
dem Alter weicht, blüht jede Lebensstufe,
blüht jede Weisheit und auch jede Tugend
zu ihrer Zeit und darf nicht ewig dauern.
Es muß das Herz bei jedem Lebensrufe
bereit zum Abschied sein und Neubeginne,
um sich in Tapferkeit und ohne Trauern
in andere, neue Bindungen zu geben.
Und jedem Anfang wohnt ein Zauber inne,
der uns beschützt, und der uns hilft zu leben.
Wir sollen heiter Raum um Raum durchschreiten,
an keinem wie an einer Heimat hängen,
der Weltgeist will nicht fesseln uns und engen,
er will uns Stuf' um Stufe heben, weiten.
Kaum sind wir heimisch einem Lebenskreise
und traulich eingewohnt, so droht Erschlaffen;
nur wer bereit zu Aufbruch ist und Reise,
mag lähmender Gewöhnung sich entraffen.
Es wird vielleicht auch noch die Todesstunde
uns neuen Räumen jung entgegen senden...
des Lebens Ruf an uns wird niemals enden...
Wohlan denn, Herz, nimm Abschied und gesunde!

Hermann Hesse

Inhalt

Vorwort

Das Leben – ein einziger Balanceakt

Wir alle leben in einem Umfeld voller Gefahren. Hektik, Streß, Einflüsse einer geschädigten Umwelt, Alkohol, Drogen – unzählige Faktoren wirken ein, die in der Lage sind, uns aus dem Gleichgewicht zu bringen.

Doch gesund kann der Mensch nur sein, wenn sich Körper, Seele und Geist in Balance befinden. Krankheit ist die Folge eines Ungleichgewichts. Um sie zu vermeiden oder zu besiegen, müssen wir danach trachten, unser Gleichgewicht zu halten oder wiederzufinden.

Eines der am weitesten verbreiteten, negativen Phänomene unserer Zeit ist die Übersäuerung. Nach wie vor will es Umwelt-Experten, aber auch Ernährungs-Wissenschaftlern nicht gelingen, dieses Problem zu lösen. Seit Jahren betrauern wir unsere Bäume, die durch den sauren Regen zum Sterben verurteilt sind, und übersehen dabei ganz, daß der menschliche Organismus mit den gleichen Erscheinungen zu kämpfen hat.

Es ist ein gewaltiger Bewußtseinswandel erforderlich. Die Menschheit ist aufgerufen, die Stufen der Schöpfungsordnung wiederzuerkennen und endlich mit der Natur wieder in Einklang zu kommen. Der ständige Konsumterror und in seiner Folge die Überernährung; die Fülle des nicht zu verarbeitenden Medienangebots; das unüberschaubare Spektrum an medizinisch-therapeutischen Methoden – das alles hat den Menschen versklavt und in eine Gefängniszelle eingesperrt, anstatt ihn auf den Weg in die Freiheit zu führen.

Entgegen allen landläufigen Meinungen spielt bei der Lösung des Problems keineswegs die Ernährung die übergeordnete Rolle. Ohne Nahrung kann der Mensch einige Wochen existieren. Ohne Wasser immerhin einige Tage. Doch ohne Luft nur wenige Minuten!

Demzufolge ist ganz klar eines vorrangig: die optimale Atem-Balance wiederherzustellen, das Gleichgewicht zwischen Sauerstoff und Kohlendioxid. Erst dann folgt ein dem individuellen Organismus angepaßter Flüssigkeitshaushalt, und an dritter Stelle rangiert die Bedeutung der sinnvollen und lebenserhaltenden Nahrungsaufnahme.

Nur die ausgewogene Balance zwischen Säuren und Basen auf allen drei Ebenen (Luft, Flüssigkeit, Nahrung) führt zu einer dauerhaften und stabilen Gesundheit im Gleichgewicht.

Wir sagen so oft: Jemand ist »sauer«. Und diese Feststellung bezieht sich dann auf seinen Gemütszustand, auf seine Psyche. Die Person ist schlechtgelaunt, unwillig, antriebsarm.

Wir müssen den Begriff »sauer« aber unbedingt auf die physische, die körperliche Ebene ausweiten. Denn eine Übersäuerung des Organismus führt zwangsläufig ebenso zur Erkrankung wie eine »saure« Psyche. Und wehe, wenn gar Körper und Geist in diese gefährliche Richtung zusammenwirken!

Wir sind heutzutage der Problematik ausgeliefert, daß wir uns den Einflüssen, die zu einer Übersäuerung führen, nur schwer entziehen können. Wir atmen oft verkehrt, wir essen und trinken das Falsche, Streß tut ein übriges. Fatalismus wäre aber fatal, ein geschärftes Bewußtsein ist angesagt. Dieses Buch soll helfen, die Materie ins Bewußtsein zu rücken und sie zu verstehen. Damit wir uns nicht ahnungslos selber schaden, damit wir uns im Gleichgewicht befinden und uns wohl fühlen.

I Luft

Im Atemholen sind zweierlei Gnaden:
Die Luft einziehn, sich ihrer entladen.
Jenes bedrängt, dieses erfrischt;
So wunderbar ist das Leben gemischt.
Du danke Gott, wenn er dich preßt,
Und dank ihm, wenn er dich wieder entläßt.

Johann Wolfgang von Goethe

1 Falscher Atem macht sauer

Eine optimale Atem-Balance ist von immenser Bedeutung für die Gesundheit unseres Körpers. Leider ging uns das Wissen um diesen Zusammenhang offensichtlich verloren. Wir atmen vielfach falsch und bringen unseren Körper auf diese Weise in Ungleichgewicht. Wir benötigen daher dringend eine neue »Atem-Qualität«.

Luftholen ist nicht gleich atmen

Das deutsche Wort Atem geht zurück auf das indische Sanskrit-Wort »Atma«, das heißt Geist. So bedeutet der Vorname »Mahatma« Gandhi »großer Geist« (Maha Atma).
Wir müssen als erstes lernen, präzise zu unterscheiden zwischen Atmen (Inspiration) und Luftholen (Inhalation). Atmen ist ein rein geistiger Prozeß, Luftholen ein rein mechanisch-körperlicher Vorgang.
Schon Johann Wolfgang von Goethe spricht in seinem beeindruckenden Gedicht vom »Atemholen« – nicht vom Luftholen. Die lateinische Bezeichnung für Atem lautet »spiritus«. Das Wort »Spiritualität« bedeutet also im tiefsten Sinne lebendiges Atmen.

Alles Leben beginnt immer mit Ausatmen. Das bedeutet: Geben kommt stets vor Nehmen. Die Römer haben die Geburt eines Kindes folgendermaßen bestätigt: »cum primo clamore« – mit dem ersten Schrei. Das Phänomen des Ausatmens ist also die erste menschliche Handlung, gleich im Anschluß an die Geburt.

Der Nabel ist wirklich der Nabel

Das Atmen ist bei jedem Lebewesen für die Gesundheit ebenso wichtig wie Essen und Trinken – vielleicht sogar noch wichtiger. Ohne Essen kann es der Mensch eine Weile aushalten, vielleicht einen Monat. Ohne zu trinken nur ein paar Tage, höchstens eine Woche.
Doch ohne zu atmen? Höchstens drei Minuten, ein klein wenig länger, wenn jemand zufällig Perlentaucher ist. Schon das zeigt an, wie wichtig es sein muß, richtig zu atmen. Denn falsches Atmen läßt die Säuren im Körper ansteigen und ist somit schädlich.
Die moderne Medizin weiß, daß die alten Grundsätze der Atmung richtig sind. Heute kennt sie auch die »Embryonal-Atmung«, denn das Ungeborene im Mutterleib ist ja nicht imstande, durch Mund oder Nase zu atmen. Es atmet und ernährt sich durch die Nabelschnur, die »Pforte des Lebens und des Schicksals« – so das Verständnis der Chinesen.
Schon kurz nach der Geburt aber zeigt sich der Unterschied zwischen den althergebrachten Atemtechniken der Chinesen und unseren westlichen, eher »brachialen« Praktiken. Das Neugeborene ist für wenige Augenblicke ohne Atemluft. Und diesem von der großen Anstrengung der Geburt erschöpften, zerbrechlichen Wesen wird hierzulande nach dem Durchtrennen der Nabelschnur mit kräftigen Schlägen auf den Rücken das Luftholen beigebracht.
Um wieviel sanfter dagegen die Methode der Chinesen: Von alters her wird dort der Nabel mit warmem Wasser ab-

getupft. Das Baby beginnt dadurch, selbständig zu atmen. Denn, so sagt die chinesische Lebensweisheit: »Der Nabel ist die Urquelle allen Lebens.«

Für uns westliche Menschen bilden Nase, Mund, Rachen und Lunge die wichtigsten Wege für die Atmung. Für die Chinesen gilt als allerwichtigster Punkt der Nabel. Eines ihrer Sprichworte sagt: »Konzentriere dich beim Atmen lange genug auf deinen Nabel, dann wirst du den Mittelpunkt der Welt erleben.«

Wir alle haben die richtige Atemtechnik im Mutterleib zurückgelassen. Wir atmen nicht mehr mit dem Bauch, sondern fälschlicherweise allein mit dem Brustkorb. Dadurch werden nur unsere Lungen bewegt – und nicht der ganze Körper. Der große Unterschied zur fernöstlichen Vorstellung: Für den westlichen Menschen galt nach griechisch-philosophischer Auffassung das Zwerchfell als das Lebenszentrum des Menschen.

2 Richtiger Atem braucht drei wichtige Helfer

Die Atmung ist ein höchst komplizierter Vorgang. Wir möchten an dieser Stelle die drei wichtigsten Stationen hervorheben.

Mund zu, Nase auf!

Wer durch den Mund einatmet, wird schnell sauer. Die Zellen bekommen nicht genügend Sauerstoff (O_2), ihre Lebensdauer verkürzt sich damit rapide. Bei einem größeren Zellsterben fällt im Körper zusätzliche Asche an. Durch dieses Abfallprodukt verschiebt sich der pH-Wert in den sauren Bereich, der Organismus wird übersäuert. Ähnlich wie beim Alterungsprozeß sterben mehr Zellen ab, als sich neue bilden. Grundsätzlich gilt als erste Regel, daß die Atmung ausschließlich durch die Nase zu erfolgen hat. Nach dem deutschen Arzt Dr. Johannes L. Schmitt, Autor des Buches »Atemheilkunde«, liegt die Bedeutung einer Atmung durch die Enge der Nase vor allem darin, daß durch den erhöhten Widerstand beim Einatmen der Sog und Unterdruck im Brustkorb gesteigert wird. Das wiederum hat seine Auswirkung auf die Ansaugung des Körperblutes in die Lungen, der venöse Rückstrom wird erheblich gefördert. Gleichzeitig verlängert sich dadurch die Einatmungsphase, der Gasaustausch in den Lungen wird angeregt, ebenso der Kreislauf. In dem Moment aber, in dem der Mund für die Atmung zur Hilfe genommen wird, ist auf der Stelle die Balance zwischen Sauerstoff und Kohlendioxid gestört.
Wer mit geschlossenem Mund atmet – beim Bergsteigen,

beim Laufen, beim Schwimmen –, der kann keine Muskelkrämpfe bekommen. Weil der Kohlendioxidgehalt im Blut nicht ansteigt. Ein Muskelkrampf ist nichts weiter als eine akute Vergiftung aufgrund von mangelndem Sauerstoff. Die Zellen produzieren in dieser Situation Leichengifte.

Die richtige Empfehlung muß lauten: Intensiv ausatmen, die Luft kurz anhalten (zirka 20 Sekunden), danach normal durch die Nase weiteratmen. Das berühmte Phänomen, daß man »aus der Puste kommt«, es darf und muß nicht passieren. Der Rhythmus des Atmens ist der Schlüssel: stets mehr ausatmen als einatmen.

Viele Läufer verspüren nach fünf bis zehn Minuten eine kleine Krise. Sie sind geneigt, den Mund zu öffnen und nach Luft zu schnappen. Zu diesem kritischen Zeitpunkt sollte man für kurze Zeit durch den Mund intensiv ausatmen (Einatmung grundsätzlich nur durch die Nase). Dadurch wird der Kohlendioxidanteil erhöht, und dann kann die Nasenatmung ohne Beschwerden fortgesetzt werden.

Der Mund ist für die Atmung im Grunde gar nicht geeignet. Es fehlen Schleimhäute und Haare, die eine ganz wesentliche Wirkung bei der Filterung der Luft ausüben. Ausnahmen können nur für Menschen mit »Haaren auf den Zähnen« gelten ...

Das Zwerchfell hält alles in Schwung

Der Vorgang, der den Gasaustausch in den Lungen ermöglicht, ist die Atembewegung. Und diese beschränkt sich keineswegs auf den Oberkörper. Lenken wir unsere Aufmerksamkeit auf den Rhythmus, der von Geburt an unseren Körper bewegt, und erspüren wir, was dabei in uns vor sich geht. Es wird deutlich, daß die Bewegung des Weitwerdens und Zurückschwingens des Lungenraumes vom Zwerchfell ausgeht. Dieses setzt die angrenzenden Körperpartien mit in Bewegung.

Senkt sich das Zwerchfell beim Einatmen, so wird der Bauchraum zusammengezogen, die Bauchmuskulatur und der Beckenboden geben Raum, die Körperwandung des Bauches weitet sich bis hin zu den Beinen. Im Ausatmen schwingt die Muskulatur mit den bewegten Skelett-Elementen (Lendenwirbelsäule, Kreuzbein, Becken) und den Bauchorganen in die Ausgangslage zurück. Das gleiche gilt für die an den Brustkorb angrenzenden oberen Körperpartien, verursacht durch die Weitung des Brustkorbs beim Einatmen.

Ist die Muskulatur zum Mitschwingen bereit, wird sie nicht durch Verkrampfungen daran gehindert, und ist zugleich die Haltung aufrecht, so daß die Bewegung ungehindert durchfließen kann, so schwingt der ganze Körper mit der Atembewegung mit. Dabei wird die Muskulatur der Körperwände von innen heraus massiert und aktiviert, Zirkulation und Stoffwechsel in den Geweben werden angeregt. Zugleich wirkt die Atembewegung auf die Organe im Bauchraum ein, es entsteht dort ein Sog, der den Blut- und Lymphkreislauf besser arbeiten läßt.

Senkt sich das Zwerchfell beim Einatmen, so nimmt es die Organe mit, die unter seiner Kuppel liegen. Der Bauchraum wird komprimiert, die Bauchorgane bis hin zu den Organen des kleinen Beckens erfahren gleichsam eine wohltuende Massage. Diese fällt um so stärker aus, je kräftiger die Zwerchfellbewegung, je stärker die Spannkraft der Bauchmuskulatur und je aufrechter die Haltung der Lendenwirbelsäule ist.

Der Fluß der Säfte (Galle, Bauchspeicheldrüse, Lymphe), die Bewegungen des Magens und Darmes (Peristaltik), die Arbeit der Nieren, ja sogar die vegetativen Nervengeflechte werden allesamt angeregt.

Zugleich wird das Blut aus den Venen im Bauchraum leber- und herzwärts befördert. Die Klappen in den Venen sorgen dafür, daß die Stromrichtung des Blutes gewährleistet ist.

Der Unterdruck, der im Brustraum durch die Weitung beim Einatmen entsteht, verstärkt den Rückstrom des Blutes in den herznahen Abschnitten der Hohlvenen und in den venösen Blutgefäßen der oberen Körperpartien.

Auch das Herz, das den Bewegungen des Zwerchfells folgt, erfährt eine Vergrößerung beim Einatmen und eine Verkleinerung beim Ausatmen. Diese Veränderungen, insbesondere der vermehrte Blutzustrom beim Einatmen, wirken sich wiederum anregend auf die Arbeitsleistung des Herzens selber aus. Eine ausgewogene Atembewegung und ein ausgewogener Atem-Rhythmus unterstützen die Herz-Kreislauf-Funktion wie eine doppelt wirksame Saug-Druck-Pumpe.

Ganz ähnlich wirken sich der erhöhte Druck beim Einatmen im Bauchraum und die gleichzeitige Sogwirkung im Brustraum auf den Fluß der Lymphflüssigkeit in den Lymphgefäßen aus. Auch hier gewährleisten Klappen, die ventilartig in den Hohlraum der Gefäße ragen, daß der erforderliche Einbahnstraßen-Effekt gewährleistet ist.

Je genauer man die Anatomie, die Funktionen des menschlichen Körpers und die Zusammenarbeit der einzelnen Organsysteme beleuchtet, desto vielfältigere und erstaunlichere Wechselwirkungen zwischen der Atmung und den anderen Körperfunktionen wird man entdecken. Und das bedeutet wiederum: Ist die Atmung gestört, verläuft sie nicht optimal, so werden auch viele andere Körperfunktionen eingeschränkt.

Unser Zwerchfell, das ringsum am unteren Rippenrand entspringt und in seinen beiden hinteren Zügen bis in die Lendengegend hineinreicht, braucht das Gegenspiel des gesamten Muskel- und Knochenapparates vom Scheitel bis zur Sohle – wenn seine Kapazität voll ausgelastet werden soll. Das Zwerchfell hat die Form einer nach oben gewölbten Kuppel. Bei der Einatmung soll es sich nach unten abflachen, sich nach allen Seiten hin ausdehnen – hinten, seitlich, vorne, unten – und soll ganz breit werden.

Der Bauchinhalt sowie die Rücken- und Beckenmuskulatur müssen in einen elastischen Zustand gebracht werden, um diese Ausdehnung in umfassender Weise zu ermöglichen. Unser Muskelapparat ist schließlich ein einheitliches, zusammenhängendes System. Wenn etwas an einem Ende nicht stimmt, gibt es auch in anderen Bereichen Schwierigkeiten. Entstehen in einer Region Verkrampfungen, so treten in einer anderen die entsprechenden Spannungslosigkeiten auf. Also muß man stets den gesamten Organismus anstoßen und in Schwingung versetzen, um die richtige Verteilung der Spannungszustände und das organische Wechselspiel herbeizuführen. Drei Körperzentren spielen die Hauptrolle in diesem Prozeß: der Kopf, das Sonnengeflecht (vegetatives Zentrum) und das Kreuz.

Jede Zelle soll mitatmen

Atmung läßt die Zellen miteinander in Kontakt treten.
Dabei handelt es sich um zweierlei Formen der Atmung, die wir unterscheiden müssen:
● Die grobstoffliche – das ist der rein körperliche Vorgang, bei welchem das Zwerchfell die Organe unter den für sie notwendigen Druck und Gegendruck versetzt.
● Die feinstoffliche, die vom vegetativen Nervensystem gesteuert wird – das ist die Atmung in der Zelle selbst. Hierbei geht es um die richtige Verbrennung, die geregelte Zufuhr von Sauerstoff, den Abtransport der Kohlensäure über die Blutbahn. Im ganzen um den gleichgewichtigen Auf- und Abbau der Stoffe mit ihrem genauestens abgestimmten Regelsystem innerhalb jeder Zelle.
Nun können wir aber keineswegs einfach sagen: Wir steuern das alles auf beliebige Art und Weise. Wir sind höchstens in der Lage, ein fundamentales Gesetz der Natur in Gang zu bringen, den Organismus anzustoßen, ihn in Schwingungen zu versetzen. Dadurch veranlassen wir ihn,

Barrieren abzubauen, die durch falsche Spannungen bzw. Trägheiten entstanden sind.

Als Erfolg stellt sich ein neues Wechselspiel im Körper ein. Es beginnt in den Blutgefäßen, indem das Zusammenziehen und Auseinanderdehnen ihrer Wandungen den Blutstrom in einen anderen Verteilungsvorgang, in einen anderen Rhythmus zwingt.

Der Sauerstoff wird vom Hämoglobin (Hauptbestandteil der roten Blutkörperchen) als physikalische Lösung in die Zelle transportiert. In dieser gelösten Form dringt er durch die Zellwand, wobei der Sauerstoff durch einen Mangelzustand in der Zelle angezogen wird.

Wichtig ist für diesen Austausch auch der pH-Wert des Gewebes. Er verrät uns, ob nicht vielleicht eine Übersäuerung vorliegt. Sowohl Gewebs- wie auch Blut-pH-Lage werden von Gewebe und Blut nach Möglichkeit auf der normalen Höhe (beim Blut im Durchschnitt 7,4) gehalten. Denn jede Schwankung löst tiefgreifende Veränderungen im chemisch-physikalischen Geschehen bei Zelle und Blut aus. Wirkungen von Vitaminen, Hormonen, Stärke, Eiweißkörpern – also die Ernährung der Zelle – sind wesentlich an diese weitestgehende Stabilität des pH-Wertes geknüpft. Die Zellatmung kann nur dann optimal ablaufen, wenn im Blut, im Plasma und in der Zelle ein normaler pH-Wert existiert.

3 Der pH-Wert ist das Maß aller Dinge

Wir haben jetzt einige Male eine spezielle Maßeinheit erwähnt – den »pH-Wert«. Er gibt uns Auskunft über das Verhältnis von Säuren und Basen im Körper – ob sich dieses Verhältnis im Gleichgewicht befindet, ob wir also gesund sind, oder ob es in eine der beiden möglichen Richtungen abweicht und damit Erkrankungen des Organismus anzeigt.

Der so wichtige pH-Wert ist in Körperflüssigkeiten zu messen – im Speichel, im Urin, im Blut. Um besser zu begreifen, was sich hinter dem Kürzel pH verbirgt, erlauben wir uns einen kleinen Ausflug in die Medizingeschichte.

Kaum ein Gebiet der Medizin ist über Jahrhunderte hinweg so von Irrtümern und Halbverstandenem geprägt worden wie der vom pH-Wert definierte Säure-Basen-Haushalt des Organismus.

Sauer macht gar nicht lustig

Der vielzitierte Volksmund behauptet: »Sauer macht lustig« – und unterliegt damit einem gewaltigen Irrtum. In Wirklichkeit wirkt sich ein Säureüberschuß im Organismus zerstörerisch aus und macht krank. Das Sterben der Meere, der Flüsse, der Wälder führt uns tagtäglich aufs neue vor Augen, daß wir die Fähigkeit der Natur, überschüssige Säuren zu entsorgen, weit überschätzt haben. Das nächste Opfer wird zwangsläufig der Mensch sein. Und wir sind dringend aufgerufen, uns mit den Schäden, mit ihren Ursachen und ihren Symptomen, vor allem aber mit den notwendigen Veränderungen eingehend auseinanderzusetzen.

Nach Paracelsus waren es zwei herausragende Physiologen des letzten Jahrhunderts, die erkannten, wie wichtig das Gleichgewicht zwischen Säuren und Basen in den Körperfunktionen ist – speziell im Blut. Der Franzose Claude Bernard (1813–1878) lieferte einen bahnbrechenden Beitrag zur Erforschung des »milieu interne«, der extrazellulären Flüssigkeiten, welche die Zellen umgeben.

Und der Amerikaner Walter Bradford Cannon (1871–1945) benannte die Erhaltung gleichbleibender Bedingungen in diesen Flüssigkeiten mit dem Begriff »Homöostase« und meinte damit den selbstregulierenden biologischen Prozeß, der alles Leben aufrechterhält. Cannons Buch »The Wisdom of the Body« aus dem Jahre 1932 zählt noch heute zur Standardliteratur in der Physiologie.

90 Prozent der Bevölkerung sind zu sauer

Mit Säuren können Batterien betrieben werden, nicht aber der lebendige Körper. Jeder menschliche Organismus erzeugt Säuren und scheidet sie aus. Jede menschliche Zelle produziert Säuren für ihre Funktion, und mit jedem Ausatmen werden diese Säuren über die Lungen wieder eliminiert.

Normalerweise sind die Säuren, die der Körper herstellt, schwach und belasten ihn daher nicht sonderlich. Andererseits verursachen die überschüssigen Säuren, die der Körper durch zuviel Nahrungszufuhr in Form von Eiweiß, Zucker und Getreide erhält, die aber auch durch erhöhten Streß entstehen können, eine Fülle von ernsthaften Problemen. Denn es ist einfach nicht möglich, sie komplett über den Urin auszuscheiden.

Wenn man ein Stück Holz im Kamin verbrennt, bleibt Asche zurück. Wenn ein Nahrungsmittel verzehrt und verdaut wird, bleibt ebenso im Körper Asche zurück. Verarbeitete Nahrungsmittel hinterlassen entweder saure oder basische (alkalische) Asche.

Optimale Gesundheit bedeutet, einen basischen Organismus zu haben. Die Ernährung, der Lebensstil, der Streß, das insgesamt hohe Tempo und die Umgebung des Normalmenschen im 20. Jahrhundert erzeugen aber mehr Säuren, als gesund ist.

Von Natur aus ist der menschliche Körper alkalisch. Seine Funktionsweise hingegen basiert auf Säuren. Das bedeutet: Die optimale Gesundheit hängt davon ab, wie alkalisch ein Mensch ist. Vielfältige Untersuchungen und Studien haben ergeben, daß 90 Prozent (!) der Bevölkerung bei weitem zu sauer sind. Und das führt zu einer Fülle von negativen Gesundheitsfaktoren.

Wer längere Zeit in einem übersäuerten Stadium verweilt, muß mit degenerativen Erkrankungen und mit frühzeitigem Altern rechnen. Außerdem hat die Übersäuerung erheblichen Energieverlust zur Folge. Man ist geistig schnell ermüdet, Haut und Haare verlieren an Glanz.

Wenn der Organismus aus dem Säure-Basen-Gleichgewicht gerät, ergeben sich außergewöhnlich starke Streßbelastungen in unserem Körpergewebe, was letztendlich und unvermeidbar zu Krankheiten führt. Die Wirkungen von Übersäuerung sind unter anderem:

• Sogenannte »freie Radikale« werden gebildet und die lebendige Zellstruktur wird zerstört.

• Vitamine und Mineralstoffe der Nahrungsmittel und anderer Zusatzstoffe werden nicht gut genug verarbeitet.

• Lebensnotwendige Bakterien im Dünndarm sterben, dadurch wird das Immunsystem geschwächt.

• Gesunde Schlafmuster geraten in Unordnung.

• Körperliche und geistige Erschöpfung sind bereits von den frühen Nachmittagsstunden an bis in den Abend hinein zu spüren.

• Erkältungen, Infektionen, Kopfschmerzen und Grippeerkrankungen nehmen zu.

• Ungeduld und Ruhelosigkeit dominieren, Lustlosigkeit kann sich bis hin zum Burnout-Syndrom steigern (man fühlt sich völlig ausgebrannt).

24

pH-Wert – was sagt denn das?

Einen bis heute kaum korrigierbaren Irrtum verbreitete zum Ende des 18. Jahrhunderts der französische Chemiker Lavoisier, als er den chemischen Elementen ihre Namen gab. Der Wissenschaftler aus Paris hielt den Sauerstoff für den Träger der Säure. Heute wissen wir es besser: Der Wasserstoff ist es, der die Säuren transportiert. Und zwar immer dann, wenn ein freies Wasserstoff-Ion (H+) nicht in eine basische Verbindung eingebaut ist.

Als pH-Wert bezeichnen wir nun den Verdünnungsgrad der freien Wasserstoff-Ionen (Säureträger). Je höher die Zahl, um so verdünnter ist die Säure, um so weniger sauer ist demnach eine Lösung.

Der »normale« pH-Wert des Blutes liegt bei 7,4 – er befindet sich damit bereits im alkalischen Bereich. Geringfügige Abweichungen nach unten reduzieren die Konzentration der H+-Ionen im Blut. Die Folge ist eine sogenannte »Alkalose«, ein Basenüberschuß, der zum Beispiel starrkrampfartige Zuckungen nach sich ziehen kann.

Dagegen erhöhen geringfügige Abweichungen vom normalen pH-Wert nach oben die Konzentration der H+-Ionen, es entsteht eine »Azidose« oder Übersäuerung. Die Folge davon können Ermüdungserscheinungen des Herzens, Herzrhythmusstörungen, Verdauungsprobleme oder Gasbildung sein.

Vier schwerwiegende Irrtümer vererben sich

Bedauerlicherweise sind die richtigen Beobachtungen im Säure-Basen-Haushalt in der Geschichte immer wieder falsch interpretiert worden. Mit einigen dieser fundamentalen Irrtümer leben wir noch heute – trotz des angeblich so großen medizinisch-wissenschaftlichen Fortschritts.

• Irrtum 1: Neutral-Punkt des pH-Wertes ist 7,0.

Der Neutral-Punkt pH 7,0 gilt nur für mehrfach destilliertes, also völlig reines Wasser. Für jede andere Substanz (Pufferlösung) gilt die Konstante, die wir als pK-Wert bezeichnen. Der pK-Wert des menschlichen Blutes liegt bei 6,1. Das heißt: Bei einem pK-Wert von 6,1 ist das Verhältnis von Säuren und Basen im Blut genau ausgeglichen, eins zu eins. Somit ist bei diesem Wert der Neutral-Punkt des Säure-Basen-Gleichgewichts erreicht.

● Irrtum 2: Der pH-Wert im Inneren der Zellen läßt sich im Blut messen.

Wir können zwar eine Meßsonde in das Blut eintauchen, doch diese dringt nicht in die Zellen selbst ein, sondern erfaßt lediglich den extrazellulären Raum. Damit ist also nur eine Aussage über den pH-Wert außerhalb der Zellen möglich.

Zur Verdeutlichung ein Beispiel: In fast jedem medizinischen Lehrbuch ist zu lesen, daß ein Kaliummangel zu einem Basenüberschuß (Alkalose) führt. Das ist aber nur bedingt richtig. Ein Kaliummangel zieht eine Alkalose des Plasmas im extrazellulären Bereich nach sich – zugleich jedoch das Gegenteil im intrazellulären Raum, nämlich eine Übersäuerung (Azidose). In den Zellen selbst fehlen dann Kalium-Ionen. Sie sind ersetzt worden durch Wasserstoff-Ionen, die eben Säure in das Innere der Zelle hineintransportieren. Das Meßgerät, ein sogenanntes »pH-Meter« ist nicht imstande, die Wasserstoff-Ionen zu erfassen. Das Gerät mißt lediglich das, was sich im Plasma abspielt. Die daraus folgende Diagnose lautet Alkalose, das heißt im Körper des Patienten herrscht ein Überschuß an Basen.

In Wahrheit ist diese Interpretation ein fataler Trugschluß. In Wirklichkeit leidet der Patient an Übersäuerung. Die obligatorischen Messungen, das Eintauchen des pH-Meters ins Blut, können niemals den intrazellulären Raum erreichen. Die roten Blutkörperchen schwimmen um die Sonde herum. Ihr Inhalt kann durch solche Messungen nicht erfaßt werden, weil man sie dabei zerstören würde.

• Irrtum 3: Ein alkalischer Urin läßt in jedem Fall auf einen gesunden Patienten schließen.

So wie sich die Meßsonde des Arztes von den intrazellulär versteckten Säureträgern überlisten läßt, so lassen sich auch die Nieren übertölpeln. Die Niere ist das Ausscheidungsorgan für die Säure. Sie ist mit Meßfühlern ausgestattet, die einen Überschuß an H+-Ionen im Plasma erkennen sollen. Wird aber keine Säure registriert, eben weil auch die Niere nicht zu erkennen vermag, was im Inneren der roten Blutkörperchen steckt, dann reagiert das Organ auch nicht entsprechend. Es wird dann keine Säure ausgeschieden, der Urin ist total alkalisch.

Der Arzt freut sich und denkt: Endlich mal ein Patient, der sich gesund ernährt und sich anscheinend viel bewegt. In Wirklichkeit hat er einen Menschen vor sich, der im gefährlichsten Bereich, nämlich in den Zellen selbst, übersäuert ist.

Und nun folgt möglicherweise der nächste Trugschluß gleich auf dem Fuße.

• Irrtum 4: Der alkalische Urin wird fehlgedeutet. Ebenso die Folgen einer sich daraus ergebenden Therapie.

Einem als übersäuert erkannten Patienten wird therapiemäßig Kalium verordnet; entweder als Medikament oder aber in Form von kaliumreichem Getreide. Die Kalium-Ionen wandern nun in den intrazellulären Raum und verdrängen dort die Säure. Sie wird freigesetzt, gelangt ins Plasma, wird in diesem Bereich von der Niere erkannt und ausgeschieden. Nun zeigt der Urin plötzlich einen sauren Status.

Was hat denn jetzt mit dem Patienten zu geschehen? Muß die Zufuhr des Kaliums oder des kaliumreichen Getreides nicht sofort gestoppt werden? Ist es etwa so, daß Getreide säuert, wie wir es in vielen naturheilkundlichen Büchern nachlesen können?

Wiederum eine völlig falsche Diagnose! Eine Verwechslung von Ursache und Wirkung. In Wirklichkeit hat gerade das Getreide bzw. der in ihm enthaltene Kaliumanteil die Entsäuerung verursacht. In diesem speziellen Falle ist ein saurer Urin natürlich positiv zu werten.

Der Urin allein kann also nur bedingt als Anzeiger für den Säure-Basen-Haushalt des Menschen dienen. Dennoch gibt ein Urintest einen gewissen Anhaltspunkt dafür, ob sich das Säure-Basen-Verhältnis in etwa im Gleichgewicht befindet.

Schon ein Punkt macht den großen Unterschied

Es ist ganz wichtig zu wissen, daß sich die pH-Skala mit ihren Maßeinheiten logarithmisch aufbaut. Das heißt: Der pH-Wert von 7,0 bedeutet nicht das Doppelte von 3,5, der pH-Wert von 14 nicht das Doppelte von 7.

Die Abweichung vom neutralen pH-Wert von 7,0 um einen ganzen Punkt nach oben oder nach unten beinhaltet den Faktor 10. Ein pH-Wert von 6,0 ist demzufolge zehnmal saurer als ein pH-Wert von 7,0. Ein pH-Wert von 8,0 ist andererseits zehnmal basischer als ein pH-Wert von 7,0. Ein pH-Wert von 5,0 ist bereits hundertmal saurer als ein pH-Wert von 7,0. In diesem stark sauren Bereich bewegen sich die Urin-pH-Werte bei vielen Schwerkranken.

Der pH-Wert von 4,5 schließlich ist bereits mit dem menschlichen Leben nicht mehr vereinbar. Entfernt sich der pH-Wert – im Urin gemessen oder auch in Körpergeweben – um mehr als den Faktor 250 vom Neutralwert (7,0), so tritt unweigerlich der Tod ein. Viele Schwerkranke sind von diesen Werten gar nicht mehr sehr weit entfernt.

Zur Vertiefung noch einmal das Wichtigste über den pH-Wert: Er zeigt ein Bild über die Säure-Basen-Verfassung des menschlichen Organismus. Die Gesamtskala des pH-Wertes reicht von 1 bis 14. Der Wert 0 steht für total sauer, 14 für völlig basisch. Die rechnerische Mitte liegt folglich bei

7 (neutral). Qualitativ hochwertiges Wasser sollte zum Beispiel einen pH-Wert von 7 haben.

Alle Körperflüssigkeiten mit Ausnahme der Magenflüssigkeit sind basisch – oder sollten es sein. Man überprüft den pH-Wert im Urin, im Speichel oder im venösen Blut. Es wäre sinnvoll, den pH-Wert dreimal am Tag zu testen: morgens, kurz nach dem Aufstehen und vor dem Frühstück, um 15.00 Uhr am Nachmittag und um 21.00 Uhr abends. Man sollte sich eine Grafik anlegen über einen Zeitraum von 30 Tagen, um einen genaueren Überblick über den eigenen Gesundheitsstatus zu erhalten.

Der ideale pH-Wert im Urin sollte morgens zwischen 6,2 und 7,0 liegen. Bei der Nachmittags-Messung um 15.00 Uhr bei zirka 7,0 und abends um 21.00 Uhr zwischen 7,0 und 7,4. Der pH-Wert ist niemals statisch, sondern veränderlich-fließend. Der Körper bemüht sich ständig, den pH-Wert konstant zu halten. Wenn die Nahrung zu säurehaltig ist, geben die Nieren Ammoniak an das Körpersystem ab, um alle Säuren auszugleichen. Ammoniak ist sehr alkalisch. Ammoniak als Neutralisierungsfaktor im Urin dient als Notfall-Mittel, da die starken Säuren sogar in der Lage sind, unsere inneren Gewebe zu verbrennen.

Folgendes ist daher sehr wichtig: Wenn Ihr Urin nach Ammoniak riechen sollte und zugleich der pH-Wert bei jedem einzelnen Test bei 7,5 bis 8,0 oder gar mehr liegen sollte, dann ist davon auszugehen, daß der gesamte Körper übersäuert ist. Ammoniak wird dann in Ihrem Urin als Hilfe eingesetzt, die gefährlich starken und korrosiven Säuren zu reduzieren. Diese Wahrnehmung sollten Sie allerdings als kritische Warnung betrachten und schnellstens mehr basenbildende Nahrungsmittel zu sich nehmen. Bitte konsultieren Sie in einem solchen Falle auch Ihren Arzt.

Die Säuren von eiweißhaltigen Produkten, Getreiden und Milch lassen sich sehr leicht neutralisieren (abpuffern) durch die organischen Mineralien, die in enzymreichen

Nahrungsmitteln wie Gemüsen, Früchten, Wasser, Kräutern und Algen zu finden sind.

Interessant ist die Wirkung von Zitronen: Sie schmecken zwar sauer, sind aber basenbildend.

Wie ermittelt man den pH-Wert? Grobe Tests kann jeder selber durchführen mit dem Indikatorpapier »Säure-Basen-Balance«, erhältlich bei der Nowo Balance® Klinik Bruneck, Gräfin-Schlippenbach-Weg 16, 83708 Kreuth, Tel.: 08029/8-0 und Fax: 08029/8378.

Empfohlen wird stets ein zusätzlicher gründlicher Säure-Basen-Check in der Nowo Balance® Klinik Bruneck.

Regelmäßige Kontrolle ist wichtig

Wie bereits ausgeführt, hat der Urintest mit Indikatorpapier allein (siehe Anhang dieses Buches) nur eine bedingte Aussagefähigkeit. Zwei durchaus sinnvolle Meßmethoden sind dennoch empfehlenswert:

• Kaufen Sie in der Apotheke Natrium-Bicarbonat (Basen-Pulver). Lösen Sie vor oder nach dem Frühstück einen gestrichenen Eßlöffel voll in 0,3 Liter Wasser auf und trinken Sie diese Lösung. Nach zwei und nach vier Stunden nehmen Sie noch einmal mit dem Teststreifen einen Urintest vor. Wenn der Körper über eine ausreichende Basen-Pufferkapazität verfügt, müßte bei der zweiten Messung der pH-Wert bei 7,0 bis 7,4 stehen. Liegt der Wert darunter, so zeigt das deutlich, daß das Basenreservoir des betreffenden Organismus nicht ausreichend ist und der Auffüllung bedarf. In diesem Falle sollte über einige Tage, nötigenfalls auch über Wochen, täglich ein gestrichener Eßlöffel Natrium-Bicarbonat (Basen-Pulver), in 0,3 Liter Wasser aufgelöst, zugeführt werden. Darüber hinaus sind die Eß- und Trinkgewohnheiten zu überprüfen. Liegt der Wert niedriger, so muß man von einer Säure-Basen-Störung ausgehen.

• Messen Sie gleichzeitig den Mundspeichel: Den Indikator-Teststreifen mit Speichel befeuchten. Der gemessene Wert sollte stets deutlich über pH 7,0 liegen. Tut er das nicht, ist der Säuregehalt im Organismus zu hoch und sollte, wie oben geschildert, gesenkt werden.

pH-Werte von Körperflüssigkeiten

Blut	7,37–7,43
Magensaft	1,2–3,0
Speichel	ca. 7,0
Leber-/Gallenflüssigkeit	ca. 7,1
Bauchspeicheldrüsensekret	8,0
Harn	5,6–7,0
Samenflüssigkeit	7,5–8,0
Fruchtwasser von Schwangeren	7,9

Noch einmal zur Erinnerung: Die Abweichung des pH-Wertes um 1,0 nach unten bedeutet die zehnfache Säurekonzentration und ist dementsprechend gesundheitsschädlich!

4 Dampf ablassen verboten!

Doch zurück zum Thema Atem.

Fürs Ausatmen gibt es viele Möglichkeiten: »Wir lassen Luft raus«, »Wir lassen Dampf ab« – so heißt es im Sprachgebrauch. Auf jeden Fall geben wir etwas ab. Und wohin? – In unsere Umgebung, in den Kosmos.

Dabei enthält unsere ausgeatmete Luft nicht nur Kohlendioxid, sondern auch eine ganze Fülle von Giftstoffen: Nikotin, Säuren und vieles mehr.

Und dann Wasser. Wobei dieses Wasser höchst verräterisch ist, weil beladen mit Informationen, die aus dem jeweiligen Menschen stammen und eine Menge über ihn aussagen können. Alles das jedenfalls schicken wir hinaus in unsere Umwelt, indem wir ausatmen.

In Rom haben die Verantwortlichen aus dieser Erkenntnis längst eine wichtige Konsequenz gezogen. Die weltberühmte Sixtinische Kapelle ist nur noch zu bestimmten Zeiten und dann auch nur für begrenzte Besucherzahlen geöffnet. Die Ausdünstungen und das, was der Mensch ausatmet, ist mit so vielen Schadstoffen und Giften belastet, daß die Gemälde davon Schaden nehmen würden.

Fragen wir uns noch einmal: Was geschieht beim Einatmen?

Einatmen ist Inspiration. Die Luft strömt durch die Nase ein, gleichzeitig ist unser Geruchssinn aktiv, nimmt Angenehmes und Unangenehmes wahr, wir riechen »gute« oder »schlechte« Luft.

Wieder sind es nicht nur die Gase der Luft, die uns beschäftigen, sondern auch die Informationen, die wir zugleich aufnehmen. Wer ist schon in der Lage, in einem Raum mit »dicker« Luft gut und angenehm zu atmen? Der direkte Kontrast dazu: Warum erholen wir uns so ausgezeichnet an der Nordsee, an der Ostsee? Weil die Luft dort Mineralien und Salze enthält, die wir über die Lunge aufnehmen können. Sie inspirieren uns und heben unser gesamtes Befinden.

Kohlendioxid raus – Sauerstoff rein

Mit dem Vorgang des Atmens nimmt der menschliche Organismus Sauerstoff aus seiner Umwelt auf und scheidet das im Gewebestoffwechsel entstandene Kohlendioxid aus. Dieser Austausch von Gasen findet in unseren Lungenbläschen statt, denn hier gelangt das Blut in engen Kontakt mit der Atemluft. Das Blut trägt den Sauerstoff zu den Zellen und nimmt auf dem Rückweg das entstandene Kohlendioxid mit zur Lunge.

Nicht atmen zu können, das bringt den Menschen in höchste Bedrängnis und bedeutet binnen kürzester Zeit das Ende der Lebensfähigkeit für unseren gesamten Organismus.

Es ist Kennzeichen des Lebens, daß sich die Bestandteile des Körpers in einem ständigen Aufbau, Abbau und Umbau befinden und daß dieser Prozeß die ständige Zufuhr von Energie erfordert. Die energieverbrauchenden Leistungen der Zellen, die zu jedem Zeitpunkt unseres Lebens in uns vorgehen – meist ohne daß wir uns dessen bewußt werden – sind äußerst vielfältig.

Die Energiegewinnung erfolgt vorzugsweise unter Verbrauch von Sauerstoff durch die stufenweise Oxidation der über die Nahrung aufgenommenen Grundbestandteile (z. B. Enzyme) im Zellstoffwechsel. Bei diesem Prozeß entsteht Kohlendioxid als Abfallprodukt, das dann über die Lunge ausgeschieden wird.

Im Blut liegt Kohlendioxid als Säure vor. Die Lunge ist somit zugleich Ausscheidungsorgan der von der Menge her bedeutsamsten Stoffwechsel-Säure, der Kohlensäure. Zusammen mit der Niere sorgt die Lunge dafür, daß die Balance zwischen Säuren und Basen im Körper gleichmäßig erhalten bleibt. Eine ganz wichtige Voraussetzung für die Funktionsfähigkeit des Organismus.

Vorsicht bei Muskelkater!

Die Energiegewinnung im menschlichen Organismus erfolgt hauptsächlich unter Verbrauch von Sauerstoff (aerober Stoffwechsel). Es sind jedoch auch ohne die Mitwirkung von Sauerstoff (anaerob) Energie liefernde Stoffwechsel möglich (Glykolyse, Vergärung). Unter normalen Bedingungen greifen die anaeroben und die aeroben Prozesse bis zu einem gewissen Maße ineinander. Es gibt aber auch Situationen, in denen die Sauerstoffversorgung nicht ausreicht und der Körper bzw. einzelne Bereiche zugleich auf anaeroben Stoffwechsel angewiesen sind, um Sauerstoffmangel zu verhindern.

Ein solcher Sauerstoffmangel für den ganzen Körper entsteht dann, wenn die Atmung oder die Herzleistung eingeschränkt ist. Das Problem kann auch nur einzelne Gewebe betreffen. Etwa wenn sie zu wenig durchblutet sind oder wenn der Sauerstoffverbrauch in einem Gebiet erhöht ist – zum Beispiel bei starker Muskelarbeit. Hier kommen dann anaerobe Stoffwechsel zu Hilfe.

Der Energiebedarf der Gewebe kann jedoch nur zum Teil und nur für sehr kurze Zeit anaerob (etwa durch Vergärung) gedeckt werden. Denn es entsteht aus den gleichen Ausgangsstoffen weniger Energie als durch den oxidativen Abbau (mit Hilfe von Sauerstoff). Der anaerobe Stoffwechsel arbeitet weniger wirtschaftlich, und es kommt zur Anhäufung von sauren Zwischenprodukten (Milchsäure u. a.).

Werden diese sauren und zum Teil giftigen Stoffe nicht

nachträglich unter ausreichender Sauerstoffzufuhr weiterverarbeitet bzw. aus dem Körper ausgeschieden, so schädigen sie den Organismus durch Übersäuerung. Bleiben sie, bei mangelnder Durchblutung, in Gewebebezirken liegen, so stören sie den Zellstoffwechsel und die Blutzirkulation in dem betroffenen Gebiet. Sie können zu den Schmerzen führen, die wir als Muskelkater bezeichnen. Unsere Muskeln sind einfach sauer.

Auf die Dauer entstehen dann in chronisch mangeldurchbluteten und überspannten Muskulaturen sogenannte Myogelosen. Das sind verhärtete Stellen, die sich durch Ablagerungen und Umbauvorgänge im Gewebe bilden und die zu starken Schmerzen führen können.

5 Das Geheimnis des richtigen Atmens

Sauerstoff ist gar nicht sauer, wie wir bereits gesehen haben!

Die Säure-Basen-Balance beruht wesentlich auf dem ständigen Gleichgewicht von Sauerstoff und Kohlendioxid, wobei der Sauerstoff als »alkalisch« oder »basisch« bezeichnet wird, Kohlendioxid dagegen als »sauer«. Die Bezeichnung »Sauerstoff« ist demnach äußerst irreführend.

Die Lunge ist ein Warteraum

Das Zwerchfell, welches die Griechen als Zentrum des Menschen betrachteten, ist das eigentliche Organ, das die Atmung ermöglicht. Die vielgepriesene Lungenvolumenkapazität hat nur wenig Bedeutung und gibt keine Anhaltspunkte über die Aufnahmefähigkeit von Sauerstoff. Die Menge an Kohlendioxid, die abzutransportieren ist, sie entscheidet darüber, wieviel Sauerstoff unsere Zellen dann wieder aufnehmen können.

Die Lunge ist nur der Warteraum, von dem aus Sauerstoff an seinen Bestimmungsort gelangen kann: in die Zelle hinein.

Unser wichtigstes Ziel muß es sein, den in jedem menschlichen Körper bestehenden Mechanismus der Sauerstoff-Kohlendioxid-Balance wiederherzustellen. Diese wird gesteuert vom Atmungszentrum im für die Sinne zuständigen, sensorischen Teil des Gehirns.

Jede Leistung fordernde Tätigkeit (schwere körperliche Arbeit, Sport, Singen usw.) braucht für ihre optimale Ausführung nicht wesentlich mehr Luft, als der Mensch in

Ruhelage benötigt. Das Erfolgsgeheimnis liegt im ständigen Beibehalten der Balance von Sauerstoff und Kohlendioxid.

Fassen wir die wichtigsten Punkte noch einmal zusammen:

• CO_2 ist aufgrund der Umwandlung in Kohlendioxid das wichtigste Speichersystem bei der Regulierung des Gleichgewichts von Säuren und Basen im Körper. Ein niedriger Kohlendioxidspiegel kann zur Alkalose (vermehrte Alkali-Reserve im Blut) führen. Sinkt der CO_2-Gehalt unter drei Prozent, dann verlagert sich der pH-Wert im Blut auf 8, der gesamte Organismus stirbt ab. Es kommt zu Mineralverschiebungen und die Fließfähigkeit des Blutes verändert sich. Die Fähigkeit, Sauerstoff zu binden, nimmt ab, und das führt schließlich zum Tode.

• Ein niedriger CO_2-Gehalt bewirkt, daß die roten Blutkörperchen auch zu wenig Sauerstoff zu transportieren haben. Es ist keine ausreichende Sauerstoffbeladung der Gewebe und der lebenswichtigen Organe mehr möglich (der sogenannte Bohr'sche Effekt).

• Schlechte Sauerstoffzufuhr führt zu Sauerstoffmangel in den Geweben und zu einer ganzen Palette von Erkrankungen.

• CO_2 hält die Muskeln glatt und geschmeidig. Deshalb verursacht CO_2-Mangel Krämpfe im Hirngewebe, im Bronchusgewebe usw.

• Hyperventilation (zu schnelles Einatmen) verursacht einen zunehmenden CO_2-Mangel. Je höher die Atemfrequenz, desto niedriger das Kohlendioxidniveau.

• CO_2 ist der Katalysator bei den Stoffwechselvorgängen des Körpers. Das Gas spielt bei der Verwertung von Aminosäuren, Enzymen, Kohlehydraten usw. eine wichtige Rolle. Zu diesem Punkt später noch mehr.

Bloß nicht zu tief einatmen

Der gegenwärtige Kenntnisstand der Abläufe sollte uns in die Lage versetzen, daß wir den Zusammenhang zwischen CO_2 und Sauerstoffbeladung des Körpers sowie zwischen CO_2 und Krankheit zu verstehen beginnen. Es bleibt unübersehbar, daß eine tiefe Einatmung nicht gleichbedeutend ist mit vergrößerter Sauerstoffaufnahme. Ganz im Gegenteil: Auf diese Weise kommt eine verminderte Sauerstoffbeladung zustande, denn Dioxid kann nicht in ausreichendem Maße abgeatmet werden. Die Folge: eine Störung des Säure-Basen-Gleichgewichts, begleitet von Zellkrämpfen.

Zu tiefes Atmen, das wissen wir, ist direkt verbunden mit mindestens 150 Krankheiten. Darunter Asthma, Bluthochdruck, Angina pectoris, Myokardinfarkte, Schlaganfälle, Hämorrhoiden und Ekzeme. Sie alle entstehen in der Folge des durch tiefes Atmen erzeugten Ungleichgewichts. Diese Krankheiten dienen dem Körper als Abwehrmechanismen gegen zu großen CO_2-Verlust bei Hyperventilation.

Nur keine falsche Hast

So wie falsches Atmen zur Übersäuerung führt, wie wir in Kapitel I,2 gesehen haben, führt also Hyperventilation zu einer vorübergehenden Alkalose.

Der Ausdruck »Hyperventilation« soll hier genau definiert werden. Er gilt keineswegs nur für die extremsten und deutlich erkennbaren Fälle. Hyperventilation bedeutet ganz pauschal, daß die Lungenfunktion über den normalen Richtwert ansteigt. Wenn ein Patient 30 Liter in der Minute hyperventiliert, kann das in kurzer Zeit zu katastrophalen körperlichen Auswirkungen führen.

Wenn jemand 15 bis 20 Liter pro Minute hyperventiliert, kann das langfristig ebenfalls sehr negative Folgen haben. Der durchschnittliche Asthmatiker zum Beispiel kommt auf das Drei- bis Fünffache des empfohlenen Volumens von zirka vier Litern pro Minute, zuweilen auf noch mehr.

Der negative Einfluß des tiefen Atmens auf den Organismus geht direkt zurück auf einen entstehenden CO_2-Mangel. Das ist durch zahlreiche Versuche bewiesen, angefangen mit der Arbeit des bekannten Physiologen Dr. D. Henderson im Jahre 1909.

Eine verringerte CO_2-Zufuhr in die Lungen, ausgelöst durch tiefes Atmen, verschiebt den pH-Haushalt in Richtung alkalisch, wodurch die Aktivität aller Körperfermente und Vitamine verändert wird. Ein zu stark alkalisches System ist erheblich anfälliger für Viren und Allergien. Die Veränderung in der Ablaufgeschwindigkeit des Stoffwechsels stört den normalen Ablauf aller Stoffwechselprozesse und führt zum Tod zahlreicher Zellen.

Zu heftiges Atmen kann zu Herzinfarkt führen

Die Krankheitszeichen verschiedener kombinierter Störungen im Organismus eines tief atmenden Menschen sind äußerst vielfältig. Die traditionellen Methoden der Krankheitsanalyse haben dazu geführt, daß die verschiedenen Symptome der Hyperventilation (Bronchialkrämpfe, Herzmuskelkrämpfe, hoher oder niedriger Blutdruck, Ohnmachtsanfälle mit Krämpfen) als verschiedene Krankheiten bezeichnet werden: als Bronchialasthma, Angina pectoris, Bluthochdruck, Allergie usw. Diese Erkrankungen führen dann zu Komplikationen wie Verengung von Lunge und Gefäßen, Herzinfarkt und Schlaganfall.

Die moderne Medizin hat auf ihrem jetzigen Stand entweder gänzlich aufgehört, die Ursachen für Asthma, Angina pectoris, Bluthochdruck usw. zu suchen – oder es herrscht ein falscher Eindruck von den Ursachen vor. Deshalb gelten diese Krankheiten nach wie vor als unheilbar! Nur dadurch, daß wir endlich die auslösenden Faktoren erkennen, können wir hoffen, all diese Krankheiten an der Wurzel zu heilen. Denn nur durch Erkennen der Krankheitsursache sind Maßnahmen zur Wiederherstellung der Gesundheit möglich – durch die Behandlung von Symptomen allein niemals.

Elf Millionen Fehler im Jahr

Noch einmal das Wichtigste zum Thema Hyperventilation:
- Die Hyperventilation ist ein Überatmungs-Phänomen. Große Mengen von Sauerstoff werden eingeatmet, niedrige Mengen von Kohlendioxid abgegeben.
- Die Zellen sterben durch Ersticken, weil die Luft nur in die Lunge gelangt und nicht bis zu den Zellen weitertransportiert wird.
- Die Zellen zersetzen sich durch Oxidation, sie verwesen. Dadurch werden Stickstoff und andere Gifte frei, auch bezeichnet als »freie Radikale«. Diese giftigen Elemente zerstören die gesunden Zellen.
- Die Hyperventilation ist besonders typisch für den Asthma-Kranken. Der Asthmatiker atmet in einer Minute 20 Liter und mehr – statt drei bis fünf Liter pro Minute.
- Hyperventilation führt letztlich zum Tod.
Der gewöhnliche Mensch atmet pro Minute ungefähr 20 mal ein und aus. Das addiert sich zu durchschnittlich 30 000 Atemzügen pro Tag. Wenn jemand also ständig falsch atmet, macht er am Tag 30 000 Fehler. Im Jahr kommen dann elf Millionen Fehler zusammen. Die Atem-Balance ist daher das größte Geheimnis eines gesunden menschlichen Lebens.

6 Sport ist nur noch Effekthascherei

Die letzten Olympischen Spiele in Atlanta haben es überdeutlich gezeigt: Es zählt nur noch die sensationelle Höchstleistung. Der Atem dient ausschließlich noch der Steigerung von Weite oder Höhe, das ist der einzige Gesichtswinkel, unter dem er die Aktiven noch interessiert. Die ungeheure Wichtigkeit einer Atem-Kultur für die Ganzheit des Menschen wird völlig außer acht gelassen, der mögliche Gewinn auf dieser Ebene damit von vornherein abgeschnitten. Es wird einfach vergessen, daß Atmen mehr ist als der rein mechanische Prozeß, Sauerstoff einzuziehen und CO_2 abzugeben, daß der Atem auch Informationsträger ist.

Sport besteht in hohem Maße nur noch aus Äußerlichkeiten, trifft sich mit der Zivilisation im alles beherrschenden Leistungsgedanken. Echte, ruhige Spiele, mit Freude und Heiterkeit, mit Innerlichkeit und Kultur, entwickeln sich dagegen in Europa und der ganzen Welt zu weit voneinander entfernt liegenden Gebieten.

Akrobatik, die keinen Spaß macht

Wie die erdrückende Mehrheit aller Darbietungen im Hochleistungssport, so verursachen fast noch mehr die Darbietungen in der tänzerischen Gymnastik und dem Kunsttanz dem atemphysiologisch geschulten Arzt und Therapeuten körperliche und seelische Qual. Welche Weltenferne wird hier offenbar zwischen dem Gezeigten, das nur bestimmt ist von Sensationseffekten, und dem für unseren Körper Guten, Optimalen, Idealen! Welche Gaben junger Menschen werden da verbogen und verformt – bis hin zu irreparablen Schäden –, wo richtiger und sachgemäßer Schulung alle Wege offenstünden.

Indessen sind schlechte Haltungsanlagen bei den Sportlerinnen und Sportlern meist nicht sauber und gründlich – oder überhaupt nicht behoben, somit auch die Voraussetzungen für richtige Bewegung nicht erworben. Der Rumpf, von der tänzerischen Gymnastik jahrzehntelang nur als »Ständer für die Extremitäten« (wörtlich!) gehandhabt, zeigt sich erstarrt und verkrampft. Die Atmung wird von diesem Muskel-Korsett weitgehend erdrosselt. Bewegungen können nicht schwingen und fließen. Die dargebotene forcierte Komposition von Akrobatik und Bewegungs-Gehemmtheit bleibt ohne echten, strahlenden Glanz. Es fehlt, deutlich spürbar, die wahrhaftige innere Freude.

Nicht weiter erstaunlich, daß sich viele von uns östlichen Bewegungsformen wie Tai Chi, Chi Gong oder den östlichen Kampfsportarten zuwenden. In diesen ist noch die ideale Ausgangsstellung, der Rhythmus an sich vorhanden. Sie alle setzen jedoch die Erfahrung der Mitte – des Zentrums – voraus. Und das Zentrum – der Nabel – das »Chi« – das sind für uns Menschen im Westen für gewöhnlich unbekannte Dinge.

Freie Bewegung bringt freies Atmen

Im Westen wird mit Hilfe der Nowo-Balance®-Bewegungs-Therapie der natürliche Bewegungsablauf geprobt und erfahren. Die Methode beruht auf Beobachtungen, die Franz Nowotny (1904–1964) schon in jungen Jahren gemacht hat. Ausgangspunkt seiner Therapie war die Erkenntnis, daß fehlendes körperliches Gleichgewicht nicht nur physische Störungen hervorrufen kann. Nowotny registrierte ganzheitliche Störungen, krankhafte Veränderungen, Menschen, die völlig aus dem Rhythmus geraten waren.

Der ehemalige Musiker und Artist hatte gesehen, wie Fehlhaltungen und Fehlbewegungen seinen Kollegen schadeten. Er wandte sich daraufhin dem Studium der Bewegung zu, wurde Heilpraktiker und entwickelte sein Konzept »Heilung durch Bewegung«. Seine Lehre: »Ein harmonischer, natürlicher Bewegungsablauf ist die Voraussetzung für die Erhaltung unseres äußeren und inneren Gleichgewichts und für die reibungslose Funktion unserer Körperorgane, unseres Bewegungsapparates sowie auch unserer Psyche.«

Nowotny betrieb eine eigene Praxis und behandelte auch in verschiedenen Kliniken mit großem Erfolg. Seine Methode kann heute als Grundlage für eine ganzheitliche, fließende, dynamische und freie Bewegung dienen. Als Basis für alle heutigen Formen der Gymnastik, des Tanzes, der Eurythmie, aber auch der östlichen Formen.

In so manchen, alltäglich praktizierten Bewegungsabläufen findet diese Natürlichkeit wieder Ausdruck. Es fehlt jedoch oft das Wissen, um die unbewußten Fehler des einzelnen zu beheben.

Eine ganz wichtige Grundregel – daher unser kleiner Exkurs:

Fließt die Bewegung, fließt auch der Atem.

Freiheit in der Bewegung bedeutet auch freies Atmen.

In der Balance ist der Atem frei, sonst wäre es keine richtige Balance.

So kann letztendlich dieses Prinzip der Balance wieder hilfreich genutzt werden.

7 Leichter Atem ist am besten

Die Leicht-Atem-Technik ist eine Entwicklung, die sich aus den Erkenntnissen zum Thema Hyperventilation ableitet. Sie geht aus von der außerordentlich wichtigen biologischen Rolle des Kohlendioxids im menschlichen Organismus.

Der menschliche Stoffwechsel hat sich in den geologischen Ur-Zeitaltern entwickelt, vor Millionen von Jahren, als Kohlendioxid in Luft und Wasser noch in zweistelligen Prozentzahlen vorkam. Wahrscheinlich aufgrund dieses Ursprungs muß eine definitive CO_2-Konzentration von zirka sieben Prozent eine absolut unabänderliche Bedingung für jede menschliche Zelle sein. Ohne das ist sie nicht in der Lage, alle normalen biochemischen Abläufe aufrechtzuerhalten.

Die Lunge hilft sich mit einem Trick

Das große Problem bei der Entwicklung des menschlichen Organismus im Laufe von Millionen Jahren war die Verringerung des CO_2-Gehaltes in unserer Atmosphäre – von den zweistelligen Prozentzahlen der Ur-Zeitalter auf das gegenwärtige Niveau von 0,03 Prozent (eine Zahl aus dem Jahre 1982).

Das Dilemma wurde dadurch gelöst, daß eine eigenständige, innere Luftumgebung innerhalb der kleinen Endbläschen der Lunge (Alveolen) entstand. Diese sogenannten Alveolen enthalten etwa 6,5 Prozent CO_2, unterscheiden sich also deutlich von der Umgebungsluft. Das Gasgemisch im Mutterleib ist ebenfalls ein interessanter Anzeiger für die ideale menschliche Umgebung. Der CO_2-Gehalt liegt hier zwischen sieben und acht Prozent.

Schon vor der Geburt der falsche Rat

Die richtige CO_2-Grundversorgung allein reicht nicht aus. Zweiter wichtiger Faktor ist die Art und Weise, wie wir atmen. Es gibt mehrere bekannte Auslöser, die zu tieferem (dem falschen) Atem führen. Der größte Fehler entsteht durch die Werbung, die für die Nützlichkeit des tiefen Atems plädiert. Dem modernen Menschen wird bereits vor seiner Geburt beigebracht, tief zu atmen. Nämlich dann, wenn seine Mutter während der Schwangerschaft zu Kursen geschickt wird, in denen sie an Atemübungen teilnimmt.

Als nächstes wird dann das Neugeborene dazu angeregt, tief zu atmen, indem man ihm die Arme nach oben und nach unten streckt. Und so geht es weiter: In Kindergärten, in Schulen, in der Armee, beim Sport – überall wird tiefes Durchatmen propagiert und gefördert. Und das ohne jede wissenschaftliche Grundlage!

Es gibt aber noch weitere Unarten, die zielstrebig in die falsche Richtung lenken: falsche Nahrungsaufnahme, insbesondere tierisches Eiweiß (Eier, Milch, Geflügel und natürlich jedes andere Fleisch), fördert die Atmung unerwünscht stark. Merken wir uns unbedingt, daß tierische Produkte das Atmen mehr belasten als pflanzliche, gekochte Nahrung mehr als rohe.

Zuviel Schlaf kann gefährlich sein

Ein weiterer Grund für die falsche Vertiefung des Atems: der weitverbreitete Mangel an Bewegung und generell an körperlicher Aktivität. Wir sitzen auf unseren Bürostühlen und bewegen uns viel zu wenig. Gerade körperliche Aktivität fördert aber die wichtige Freisetzung von CO_2 aus den Zellen und führt zu einer erhöhten Konzentration im Körper.

Tiefer Atem ist darüber hinaus eine Folge von mangelnder Bewegung bei Bettruhe, längerem Liegen (besonders in Rückenlage) und von zu ausgedehntem Schlaf. Durch empfohlene längere Schlafperioden oder sogar durch Schlafkuren ist noch nie jemand geheilt worden. Die meisten Epilepsie- und Asthmaanfälle, ebenso Herzinfarkte, Schlaganfälle, Lähmungen und ähnliches treten gegen Ende des Schlafes auf, etwa gegen 5.00 Uhr morgens.

Schließlich können auch Gefühlszustände, mal positiver, mal negativer Art, Ursache für die Vertiefung des Atems sein: Freude, Wut, Angst, Streß. Zu guter Letzt auch Hitze und ungelüftete Räume. Andererseits tragen Gelassenheit, Mäßigung, Kälte zum erwünschten flachen Atmen bei.

Leichter atmen lernt man leicht

Ziel der »Leicht-Atem-Technik« ist es, die Atmung des Patienten zu korrigieren bzw. sie wieder auf international empfohlene Werte zu reduzieren. Dadurch wird auch der CO_2-Mangel beseitigt. Zig-fach erwiesen: Die Leicht-Atem-Technik ist völlig sicher und kommt ohne jegliche Medikamente aus.

Im Gegensatz zu den Gefahren eines CO_2-Mangels haben eine unter dem Normalwert liegende tiefe Atmung und ein um 0,5–1,0 Prozent über dem Normalwert liegender CO_2-Anteil im Organismus keinerlei negative Auswirkungen. Ganz im Gegenteil: Menschen, die unter den schwerwiegenden Folgen tiefen Atmens wie Bronchialasthma, Angina pectoris, Bluthochdruck zu leiden haben, entwickeln Belastungs-Symptome mit über dem Normalwert liegenden CO_2-Werten. In den Buteyko-Kliniken, in denen die Leicht-

Atem-Technik zu Heilzwecken gelehrt wird, können wir das jetzt bereits seit 20 Jahren beobachten. Es ist klar zu erkennen, daß die willentliche Beeinflussung der Tiefe des Atems keinerlei unerwünschte Auswirkungen zur Folge hat.

Die Leicht-Atem-Technik kann jeder ausgebildete Therapeut erlernen und lehren. Sie gehört auch zu den angewandten Methoden der Nowo Balance® Klinik Bruneck in Kreuth.

Eine Übung der Leicht-Atem-Technik haben wir bereits angesprochen: Wer bei sportlicher Aktivität aus der Puste gerät, soll kurz die Luft anhalten und dann normal durch die Nase weiteratmen.

Eine weitere Übung: Atmen Sie ganz leicht ein, denken Sie an Wellen, die sanft an einen Strand gespült werden. Der Brustkorb soll sich kaum bewegen. Dadurch erhöht sich der CO_2-Spiegel im Blut. Nach einer halben Minute bereits ist ein normaler Atemzug, der folgt, spürbar wirkungsvoller.

II Wasser

Das Prinzip aller Dinge ist das Wasser;
aus Wasser ist alles,
und in Wasser kehrt alles zurück.

Thales von Milet

8   Was das Wasser alles kann

Wer richtig atmet, hat im Kampf gegen die Übersäuerung seines Organismus schon die erste Runde gewonnen. Nicht minder wichtig ist aber das, was wir zu uns nehmen – was wir trinken und was wir essen. Und da kommt dem Wasser eine ganz außergewöhnliche Bedeutung zu. Darum sollten wir uns auch mit diesem Element ganz ausführlich beschäftigen und versuchen, seine erstaunlichen Eigenschaften zu ergründen.

Wasser ist H_2O. Das ist doch ganz klar, das haben wir ja schon ziemlich früh in der Schule erfahren. Im Chemieunterricht und in der Physikstunde durften wir dann noch einiges über Wasserkraft dazulernen.

Aber ist das schon alles? Ist Wasser wirklich nichts weiter als ein Element, das sich in einer so einfachen chemischen Formel ausdrücken läßt? Ausgestattet mit chemischen und physikalischen Eigenschaften, die nur im materiellen Bereich liegen? Ein Stoff, der allenfalls noch mit gewissen energetischen Eigenschaften versehen ist?

Grundlage für jedes Leben

Wer sich näher mit dem Element Wasser befaßt, der wird staunen, welch ein Wunderwerk hinter diesem H_2O steckt. Wie geheimnisvoll und unbekannt es uns im Grunde noch immer erscheint – trotz aller Informationen, die wir täglich erhalten.

Wasser ist weit mehr als nur Materie. Es ist Energie, es ist ein Energie-Träger, es ist ein Informations-Träger, es ist Raum, es ist Zeit. Wasser durchzieht alle Bereiche des Lebens, und es ist die Grundlage allen Lebens. Drum müssen wir uns mit diesem Stoff genauso ausführlich beschäftigen wie mit der Luft, die wir atmen.

Wasser zeigt sich uns als äußerst vielseitiges Medium, und ohne diese Vielseitigkeit wären die zahllosen Funktionen, die das Wasser in der Natur und im Menschen ausübt, gar nicht möglich. Auf der anderen Seite kann kontaminiertes Wasser, saures Wasser, schwere Schäden im Organismus anrichten. Wir müssen also sehr genau darauf achten, welche Art von Wasser wir zu uns nehmen. Denn es hilft unserer Gesundheit nichts, wenn wir zwar richtig atmen und uns bewußt gesund ernähren, aber das Falsche und vielleicht auch noch zum falschen Zeitpunkt trinken.

Als Materie ist Wasser natürlich zunächst einmal wirklich das, was wir mit der chemischen Formel H_2O bezeichnen. Es besteht aus einer chemischen Verbindung der Gase Wasserstoff (griech.: »Hydrogenium«) und Sauerstoff (griech.: »Oxygenium«). In der chemischen Bindung eines Sauerstoff-Atoms an zwei Wasserstoff-Atome bildet sich ein winziges Molekül – das Wasser-Molekül. Dieses ist fürwahr ein Winzling, etwa ein Zehnmillionstel Millimeter klein. Zehn Milliarden von diesen Molekülen passen in einen einzigen Stecknadelkopf. Können Sie sich vorstellen, welche Menge nötig ist, um eine Talsperre zu füllen?

Aber so winzig die Wasser-Moleküle auch sein mögen, sie sind überall zu finden. Sie verbinden sich zu einem Netz von Flüssigkeit, das alle Materie durchsetzt – in mehr oder weniger ausgeprägter Form. Das wie ein unverzichtbares Raster unseren Planeten durchzieht, von der saftigen Wassermelone angefangen bis hin zum Felsen, den die Sonne ausgedörrt hat. Wasser durchdringt alle Materie – und ist dabei selbst Materie.

Ein Winzling mit zwei elektrischen Ladungen

Bei einer Molekül-Verbindung bildet aufgrund der elektrischen Ladungen der beteiligten Atome das Sauerstoff-Atom mit den beiden Wasserstoff-Atomen einen V-förmigen Winkel von 104,5 Grad. Die elektrischen Ladungen sind es auch, die wir für den entscheidenden Dipol-Charakter des Wasser-Moleküls verantwortlich machen dürfen.

Das Sauerstoff-Atom an der Spitze des V-Winkels hat eine schwach negative Ladung (Minus-Pol des Moleküls), die zwei Wasserstoff-Atome sind schwach positiv geladen (Plus-Pole des Moleküls). Durch diese zweipolige Anordnung erhält das Wasser-Molekül seine typischen Eigenschaften.

Bei der Elektrolyse wird Wasser in seine Bestandteile zerlegt, indem es im Verhältnis 2:1 an der Kathode (Minus-Pol) Wasserstoff und an der Anode (Plus-Pol) Sauerstoff abscheidet.

Mit Brücken zum Cluster

Diese positiven und negativen Ladungen der Atome wirken durch ihre Anziehungskräfte auf andere H_2O-Moleküle, so daß sich mehrere Wasserstoff-Moleküle über Wasserstoff-Brücken aneinander binden. Die Wissenschaft geht davon aus, daß sie so dreidimensionale Netzwerke unterschiedlicher Größe bilden können, die sogenannten Cluster (Molekülhaufen).

Die besondere Struktur der Wasser-Moleküle und ihre durch die Wasserstoff-Brücken erreichte Cluster-Bildung sind offensichtlich der Schlüssel für die typischen Verhaltensweisen des Wassers. Am Wasser zerbricht das klassische Bild vom Atom, ebenso die klassische Vorstellung von einem Molekül.

Es scheint so, als wäre die Cluster-Bildung eine neue, zusätzliche Zustandsform des Wassers – neben fest, flüssig, gasförmig, kristallin und kolloidal (fein zerteilt). Denn Cluster unterscheiden sich deutlich durch ihre Entstehung von anderen Aggregatzuständen. An ein einzelnes Molekül lagern sich nacheinander weitere an, jedoch nicht nach dem üblichen Kristall-Baumuster, sondern die Molekülhaufen ordnen sich während des Wachstumsprozesses ständig um – zum Beispiel spiralförmig.

Erst am Ende ihres Entstehungsprozesses kommen dann die Cluster der Kristallstruktur nahe. Und nach dem Übergang in diese Struktur ist die Cluster-Bildung endgültig abgeschlossen, es findet keine Umstrukturierung mehr statt. Damit hat dann ein Cluster seinen endgültigen Energie- und Informationsgehalt aufgenommen.

All diese Strukturbildungen sind immens wichtig für die Qualität und die Funktionen von Wasser – leider aber noch wenig erforscht.

Krankheit entsteht durch falsche Information

Betrachten wir die Cluster-Struktur als Schlüssel zum Verhalten des Wassers. Cluster sind imstande, Energien und Informationen zu speichern, somit das Wasser zu einem Energie- und Informationsträger ersten Ranges zu machen.

Verantwortlich für unsere Gesundheit oder für Krankheiten sind also keineswegs allein die chemischen Inhaltsstoffe als solche. Sie mögen zwar eine Reihe lokaler chemischer Prozesse auslösen oder im Körper abgelagert werden und damit bestimmte Funktionen blockieren. Mitverantwortlich für unseren Gesundheitszustand sind aber die Frequenzen und Informationen dieser Inhaltsstoffe, die sich auf das

Wasser übertragen und von dort aus alle Schaltstellen beeinflussen, die den Körper und seine Funktionen regulieren. Diese äußerst wichtige Erkenntnis wird uns in diesem Buch immer wieder beschäftigen.

Befassen wir uns mit den Wasser-Molekülen. Sie verfügen über ganz ungewöhnliche Eigenschaften, die alle Gesetze der Chemie und der Physik auf den Kopf stellen. Gerade deshalb ermöglichen sie aber erst das Leben auf unserem Planeten.

Wasser dürfte eigentlich gar nicht flüssig sein. Weil seine Ausgangselemente Gase sind, müßte auch das Wasser im Grunde gasförmig sein. Das ist es aber bekanntlich nur bei Temperaturen von über 100 Grad Celsius.

Wasser gefriert oder schmilzt bei 0 Grad Celsius und siedet oder verdampft bei +100 Grad Celsius. Das ist für uns ganz normal. Aber diese »Normalität« beruht zunächst einmal darauf, daß dieser Schmelzpunkt und dieser Siedepunkt zwei Hauptwerte der Celsius-Thermometer-Skala sind. Sie wurden einfach nach dem Verhalten des Wassers festgelegt.

Warum manche Fische nicht erfrieren

Wasser müßte bei 0 Grad Celsius eigentlich ein Gas sein. Statt dessen gefriert es bei 0 Grad – oder es taut, je nachdem, welchen Standpunkt wir einnehmen. Dabei hat es mit 0 Grad Celsius – gemessen an anderen Stoffen – einen anomal hohen Gefrierpunkt.

Normal wäre nach den Gesetzen der Chemie bzw. des Periodensystems der Elemente ein Gefrierpunkt von etwa 120 Grad minus. Übrigens gefriert Meerwasser, das gelöste Salze enthält, erst bei –2,2 Grad Celsius. Je dichter eine wäßrige Lösung also ist, desto niedriger kann die Temperatur sein, bei der sie gefriert. Einige Fische in der Antarktis belegen diese Erkenntnis. Sie haben glyzerinähnliche Partikel in ihrem Blut, die sie im Meerwasser und bei Körpertemperaturen von –4 Grad Celsius noch überleben lassen, wo andere Organismen längst erfroren wären.

Wasser hat auch mit 100 Grad Celsius plus einen anomal hohen Siedepunkt, zumindest gemessen an anderen Stoffen. Aufgrund seines Molekulargewichts müßte der Siedepunkt des Wassers eigentlich bei 75 Grad minus liegen. Flüssiges Wasser gäbe es dann nur an den Polen und auch nur an den kältesten Tagen des Jahres. Die Wissenschaft geht davon aus, daß dieser anomal hohe Siedepunkt dadurch zustandekommt, daß zum Aufbrechen der Wasserstoff-Brücken – die Voraussetzung für das Sieden – eine hohe Zufuhr von Wärmeenergie erforderlich ist.

Die Differenz zwischen Gefrierpunkt und Siedepunkt des Wassers beträgt auf der Celsius-Skala 100 Grad. Im Verhältnis zu seiner Molekülgröße dürfte sie nur bei etwa 25 bis 30 Grad Celsius liegen.

So sprengt Eis die Flasche

Die Dichte des Wassers nimmt bei steigender Temperatur im Gegensatz zu anderen Elementen zunächst zu. Erst bei etwa 4 Grad Celsius hat Wasser seine größte Dichte (genau bei 3,98 Grad Celsius). Das heißt: Wasser ist bei rund 4 Grad Celsius am schwersten. Ein Kubikzentimeter destilliertes Wasser wiegt bei 4 Grad Celsius ein Gramm, ein Liter wiegt folglich ein Kilogramm.

Die Dichte von Eis ist demnach geringer als die Dichte von flüssigem Wasser. Eis benötigt also mehr Platz. Es hat – bei gleichem Gewicht – ein um neun Prozent größeres Volumen als flüssiges Wasser. Der Grund: Beim Gefrieren entstehen vermehrt Kristallstrukturen, die durch ihre Wasserstoff-Brücken Hohlräume bilden. Darum platzen mit Wasser gefüllte Glasflaschen, wenn es friert. Das Eis dehnt sich einfach aus. Und deshalb verliert umgekehrt das Eis beim Schmelzen an Volumen.

Für uns Menschen sind diese Vorgänge ein Segen. Wäre es nämlich anders, hätte Eis eine größere Dichte als flüssiges Wasser, wäre es also schwerer, dann würden die Eisschollen nicht auf der Wasseroberfläche treiben, sondern sie würden auf den Meeresgrund sinken. Dort würden sie dann dicke Eisschichten bilden, die alles Leben im Wasser erstickten.

Im tiefen Wasser könnten die Eisschichten auch nicht auftauen, weil die Wärme der Sonnenstrahlen bestimmte Tiefen nicht mehr erreicht. Auf dem Grunde der Meere würde sich »ewiges Eis« ablagern – jedwedes Leben wäre unmöglich.

Tatsächlich aber sinkt natürlich das dichteste Wasser – bei +4 Grad Celsius – auf den Grund und ermöglicht dort das winterliche Überleben der an diese Temperaturen angepaßten Pflanzen und Tiere. Die oberflächliche Eisschicht schützt zugleich das tiefere Wasser vor zu großer Kälte – und somit das Leben dort unten vor dem Erfrieren. Auch die Bildung von Eiskristallen (wie die Bildung der Kristalle in flüssigem Wasser) wird überwiegend durch den zweipoligen Charakter der Wasser-Moleküle bestimmt.

Wasser ist ein guter Wärmespeicher. Denn Wasser nimmt beim Erwärmen viel Energie auf und gibt sie nur langsam wieder ab. Für den Vorgang des Erwärmens ist ein hoher Energieaufwand nötig, weil die Wasserstoff-Brücken, die die Wasser-Moleküle bei Normaltemperatur aneinanderbinden, nur durch Wärmeenergie aufgebrochen werden können.

Nach den Erkenntnissen der Wissenschaft sind bei 0 Grad Celsius etwa 700 Wasser-Moleküle über Wasserstoff-Brücken zu Clustern vernetzt. Bei Zimmertemperatur sind es etwa 400, bei +100 Grad Celsius noch 50. Erst bei zirka 400 Grad Celsius sind sämtliche Wasserstoff-Brücken aufgebrochen und nur noch Einzelmoleküle vorhanden.

Die Meere – eine große Klimaanlage

Brechen die Cluster nun auf, so verliert das Wasser an Energie und an Information. Auf diesen Vorgang werden wir noch zurückkommen.

Erst nach dem Aufbrechen der Wasserstoff-Brücken kann die Wärme in freie Beweglichkeit der Moleküle umgesetzt werden und sich das Wasser durch Bewegung ausdehnen. Deshalb bleibt Wasser so ungewöhnlich lange flüssig – volle 100 Celsius-Grade lang –, bevor es in den gasförmigen Dampfzustand übertritt.

Die Wärmeenergie wird nun im Wasser gespeichert und beim Abkühlen nur langsam abgegeben. In der Natur kommt es dadurch zu mehreren Folgen, die wiederum Voraussetzungen für unser Leben sind. Die gigantischen Wassermengen der Weltmeere wirken wie eine riesengroße Klimaanlage, sie gleicht die jahreszeitlichen Temperaturschwankungen unserer Erde durch Wärmeaufnahme und Wärmeabgabe aus. Die großen Meereswärmeströme der Erde erwärmen die umliegenden Regionen – wie der Golfstrom die arktischen Gebiete bis nach Norwegen hinauf.

Wenn Wasser die Schwerkraft besiegt

Auch für unsere Technik haben die besonderen Eigenschaften des Wassers ihre segensreichen Folgen. Es ist zum Beispiel nutzbar, um Dampfturbinen und Dampfmaschinen anzutreiben, weil es sich beim Verdampfen auf das 1600fache ausdehnen kann. Die beim Abkühlen abgegebene Wärmemenge läßt sich in andere Energieformen umwandeln und nutzen.

Wasser ist in der Lage, in engen Röhren, wie Pflanzen- oder Baumadern, die Anziehungskraft der Erde zu überwinden und nach oben zu steigen. Zwischen den Molekülen des Wassers und höhergelegenen Sauerstoff- und Stickstoff-

Atomen der Gefäßwand bilden sich Wasserstoff-Brücken, die Gefäßwand und Wasser chemisch verbinden. Mit der Wasseroberflächenspannung zieht sich das Wasser auf das Niveau der oberen Gefäßwand-Sauerstoff-Atome bzw. Stickstoff-Atome hoch und nimmt dabei über die Wasserstoff-Brücken das darunterliegende Wasser mit hinauf.

Anschließend bilden sich neue Wasserstoff-Brücken mit höherliegenden Gefäßwand-Atomen, die Oberflächenspannung zieht das Wasser wieder hoch – und so weiter. Auf diese Weise kann Wasser gegen die Schwerkraft bis in die Wipfel hoher Bäume »klettern«.

Auf andere Weise überwindet das Wasser die Schwerkraft in kolloidalen Lösungen, wie in Zellen und in Blutadern. Kolloide zeichnen sich dadurch aus, daß die in ihnen gebundenen Partikel nicht dem Gesetz der Schwerkraft folgen und nach unten sinken, sondern in der Schwebe bleiben. Auf dieses für die Zellfunktionen lebensnotwendige Phänomen werden wir später zurückkommen.

Wir erkennen: Wenn die Wasser-Moleküle so reagieren würden, wie sie es eigentlich nach den Gesetzen der Chemie tun müßten, dann würde unsere Welt anders aussehen.

Aber warum verhält sich das Wasser nun so und nicht anders? Kann es ein Zufall sein, wenn sich Wasser als Grundlage des Lebens auf diesem Planeten so anders verhält, als es eigentlich müßte? Ist es angesichts dieses geheimnisvollen Wunders vermessen, dahinter einen intelligenten Plan zu vermuten?

9 Die Spedition im Körper

Wasser ist das ideale Transportunternehmen, auch im menschlichen Körper. Nahrungsmittel und Sauerstoff werden mit dem Wasser (im Blut) vom Darm und von der Lunge zu den Zellen transportiert. Stoffwechselschlacken und Kohlendioxid werden zur Entschlackung und Entgiftung des Körpers mit dem Wasser (in Lymphe und Blut) zu den Ausscheidungsorganen Nieren, Lunge und Haut geschwemmt. In Form von Urin, Atemluft und Schweiß verlassen sie den Körper.

Dabei fließen täglich 6000 Liter Blut durch unseren Organismus, davon 1500 bis 1800 Liter allein durch die Nieren. Der Blutkreislauf mit seinen arteriellen und venösen Bahnen, dazu das Lymphsystem sind also ein äußerst effektives Transportunternehmen.

Ohne auf die Details des Grundumsatzes sowie auf die umsatzbeeinflussenden Faktoren einzugehen, können wir sagen, daß Wasser als Lösungsmittel und als Transportmittel einen entscheidenden Anteil an der Energie- und Wärmegewinnung des Körpers hat.

Daß die Körpertemperatur innerhalb tagesrhythmischer Schwankungen gleichbleibt, wird unter anderem durch Wasser, zum Beispiel durch den Bluttransport zu bestimmten Körperstellen gewährleistet. Außerdem wird bei überhöhter Körpertemperatur Wärme abgegeben, Wasser verdunstet über die Haut und läßt uns mehr oder weniger stark schwitzen. Das kann der Fall sein, wenn der Körper sich etwa durch hohe Umwelttemperaturen oder durch anstrengende physische Leistungen erwärmt. Wir bekommen Durst – das Signal, die abgegebene Flüssigkeit durch Trinken wieder zu ergänzen.

10 Materie ist gleich Energie

Die Physik erlebte nach der Jahrhundertwende eine der
größten Überraschungen in ihrer Geschichte. Sie erkannte,
daß Materie und Energie gleichwertig (äquivalent) und
ineinander umwandelbar sind. Sie entdeckte, daß die
»Atome«, aus denen die Moleküle bestehen, gar nicht unteilbar sind – wie es das Wort »Atom« (griech.: »atomos« =
»unteilbar«) seit Aristoteles behauptet. Daß vielmehr die
Atome aus Protonen, Neutronen und Elektronen bestehen – und diese wiederum aus noch kleineren Korpuskeln
wie den »Quarks« und den »Leptonen«.

Albert Einsteins Überraschung

Die Physik erlebte das Unfaßbare: daß Licht – je nach Ana-
lyse-Methode – Welle oder Teilchen (Photon) und somit
beides zugleich ist, Welle und Teilchen.
Sie erlebte das Unglaubliche: daß Materie zugleich Korpus-
kel und elektromagnetisches Feld ist. Albert Einstein sprach
es dann in seiner berühmt gewordenen Formel aus: $E = mc^2$
(Energie = Masse mal Beschleunigung), Materie und Energie
sind einander äquivalent (gleichwertig). Materie ist zugleich
Energie, verdichtete Energie wird zur Materie.
Warum ist diese Erkenntnis für uns wichtig? Sie bedeutet
nicht weniger, als daß die Materie »Wasser« gleichzeitig
Energie ist. Und darüber hinaus ein Träger elektromagnetischer Schwingungen, also ein Energie-Träger.
Wasser ist als elektrischer Dipol in der Lage, auf elektromagnetische Wellen zu reagieren, indem es in Schwingung
versetzt wird und dabei seine Struktur ändert. Diese Ände-

rungen der Wasserstrukturen sind abhängig von der Energiemenge, die auf das Wasser einwirkt. Da andererseits Strukturen und Funktionen zusammenhängen, muß die Energiezufuhr begrenzt sein, um die erforderlichen Funktionen zu ermöglichen. Eine zu starke Energiezufuhr würde die Strukturen zu sehr verändern und damit auch die Funktion des Wassers stören.

Information macht gesund oder krank

Wasser ist also viel mehr als irgendein Naß, als irgendeine chemische Verbindung. Wasser greift als Energie-Träger und als Informations-Träger direkt in die Regulationsvorgänge des Körpers ein. Dieser für unsere Gesundheit immens wichtige Aspekt wird bei der chemischen Analyse von Wasserqualitäten vollkommen vernachlässigt, weil sich die Untersuchungen nur auf die chemischen Inhaltsstoffe und ihre Grenzwerte beziehen.

Aber Wasser ist ein ganz besonderer Stoff. Und wahrscheinlich wird eines Tages, wenn diese Erkenntnisse in unser Bewußtsein eindringen, das Wissen um den energetischen Gehalt und um den damit zusammenhängenden informationellen Gehalt wichtiger sein als das Wissen um die rein materiellen Aspekte der Inhaltsstoffe. Dann nämlich, wenn die Medizin erkennt, daß für die Gesundheit und für die Krankheiten eines Menschen die Regulationsfähigkeit seines Körpers sowie seine elektromagnetischen Schwingungen zuständig sind.

Diese Erkenntnis bestimmt die Qualität des Wassers als Träger von Schadstoffen – oder als Heilmittel. Das heißt also, daß Wasser nicht nur auf seine Mineral- und Schadstoffgehalte hin analysiert werden muß, sondern daß es auch vor allem auf seine energetischen und informationellen Gehalte hin zu untersuchen ist. Denn diese wirken auf den Menschen ebenso ein wie die rein materiellen.

Schadstoffe bleiben erhalten

Das Problem ist, daß sich die elektromagnetischen Schwingungen der Schadstoffe auf das Wasser übertragen!
Durch eine Aufbereitung werden nun zwar die Schadstoffe selbst entfernt, die gespeicherten Schwingungen der Schadstoffe aber bleiben im Wasser erhalten.
Der deutsche Forscher Wolfgang Ludwig schreibt in seinem Buch »Umweltmedizin«: »Während unser Trinkwasser also chemisch rein ist, ist es physikalisch nach wie vor schadstoffbelastet. Nicht die chemische Substanz ist es, die dann auf den Organismus wirkt, wenn man dieses Wasser trinkt, sondern es sind die ungünstigen Frequenzen.«
Hat das Wasser erst einmal Schadstoffe aufgenommen, dann nützt ihre Entfernung in energetischer Hinsicht nicht viel. Denn die störenden elektromagnetischen Schwingungen sind ein fester Bestandteil der Wasserstruktur geworden und bleiben im Wasser gespeichert. Das ist der Grund, weshalb die so gut wie nicht beachtete Struktur des Wassers so bedeutsam ist für seinen energetischen und informationellen Gehalt. Alle drei Komponenten bestimmen die Wirkung des Wassers auf unseren Organismus, die chemische Zusammensetzung, aber genauso die gespeicherte Energie und die Information. Alle drei Faktoren üben Einfluß aus auf den Säure-Basen-Haushalt.

Wie Wasser mit Energie umgeht

Wie wird die so wichtige Energie aufgenommen, gespeichert und wieder abgegeben? Energetische Einflüsse bestimmen wahrscheinlich die Struktur der bereits erwähnten Cluster. Mit anderen Worten: Wasser-Molekül-Cluster werden durch Energieaufnahme geformt, dadurch kann Energie gespeichert und schließlich wieder abgegeben werden. Die Cluster-Struktur und der Energiegehalt des

Wassers stehen in Wechselwirkung. Unterschiedliche elektrische Schwingungen (Frequenzen) bewirken unterschiedliche Cluster-Strukturen. Unterschiedliche Cluster-Strukturen weisen wiederum auf unterschiedliche Energiegehalte hin.

Der amerikanische Biologe Flanagan belegt anhand seiner Forschungsergebnisse, woher diese Energie kommt, wie sie auf das Wasser übertragen wird und wie sie zur Strukturbildung des Wassers führt.

Er schließt, daß in der Natur Mineralien bzw. ihre Ionen oder auch kolloidale Mineralien bzw. deren kolloidale Ionen zunächst von biologischen Materialien ummantelt werden. Unter Kolloiden müssen wir uns winzige, unlösbare Mineral- oder Elektrolytpartikel in den Größen von einem bis 1000 Nanometer (1000 Nanometer sind ein Millionstel Meter) vorstellen.

Die Ummantelung erfolgt durch Albumine, Albuminoide und Polysaccharide (Eiweißstoffe, Stärke, Fruchtzucker). An diesen »Mantel« lagern sich gleich- oder gegenpolige elektrisch geladene Teilchen an. Je nach der dadurch folgenden Erhöhung oder Zerstörung (Neutralisierung) bzw. Reduzierung der elektrischen Ladung der Kolloide werden diese in ihrer biologischen Wirkung für den Organismus nutzbar oder nicht nutzbar.

Das richtige Wasser erhöht die Energie

Kolloide sind Kerne energetischer Felder. Durch die Anziehung ebenfalls elektrisch geladener Wasser-Moleküle bilden sie Wasserstrukturen, die die Voraussetzung für das Leben darstellen. Durch Anlagerung gegenpoliger Elektrolyte werden Kolloide neutralisiert. Sie sind keine Kerne mehr, die Wasser-Moleküle schwimmen um sie herum, ohne noch Energie oder Information aufnehmen zu können.

Es ist also immens wichtig, welche Ladungen die Mineralien oder die Elektrolyte tragen, die sich an die Kolloide ankoppeln. Da die Elektrolyte im Kern der Kolloide negativ geladen sind, ist eine Zufuhr überwiegend positiv geladener Nahrungsmittel – wie etwa kationisch bestimmtes Mineralwasser – dem Organismus abträglich. Eine überwiegend negativ geladene Zufuhr – wie anionisch bestimmtes Mineralwasser – erhöht dagegen die Energie des Organismus. Am besten lassen wir uns das richtige Mineralwasser vom Arzt empfehlen. Oder wir erwerben einen Doppel-Osmosefilter, der direkt dem häuslichen Wasserhahn vorgeschaltet wird. Mit seiner Hilfe werden Schwermetalle und Bakterien herausgefiltert, deren Spannungsfelder sonst stärker sind als die körpereigene Nachrichtenübermittlung. Sie könnten Krankheiten verursachen, weil sie den pH-Wert beeinflussen und in Richtung sauer verschieben.

Zur Erinnerung: Zu den kationischen Elektrolyten zählen unter anderem Kalzium, Eisen, Kalium, Kupfer, Magnesium.

Zu den anionischen Elektrolyten rechnen wir Chloride, Fluoride, Nitrate, Sulfate.

Vorsicht vor Elektrosmog!

Wie bereits angedeutet: Die elektrisch geladenen Kolloide sind für die Bildung von Wasserstrukturen verantwortlich. Da die durch Wasserstoffbrücken verbundenen Wasser-Moleküle kristallähnliche Strukturen mit eingelagerten freien Wasser-Molekülen bilden, wird das so umstrukturierte Wasser »flüssigkristallin« oder »quasikristallin« genannt. Flüssigkristallin ist es vor allem in den Zellen und gibt dem Zellwasser seinen typischen Charakter: die Grundlage dessen, was uns das Leben ermöglicht.

Typisch für Kolloide ist, daß sie sich in einem der Schwerkraft sich entziehenden Schwebezustand befinden. Dieser ist dadurch bedingt, daß sich ihre negativen Ladungen gegenseitig abstoßen (wie die gleichen Pole von Magneten) und dabei ein elektrisches Feld aufbauen. Kolloide, deren negative Ladung durch sich anlagernde gegenpolige Elektrolyte aufgehoben wird, stoßen sich nicht mehr ab. Sie klammern sich aneinander und verklumpen. Diesen Prozeß kennen wir in Form der Blutgerinnung.

Eine Neutralisierung (Zerstörung) der elektrischen Ladungen der Kolloide wird aber nicht nur durch gegenpolige Elektrolyte bewirkt. Sie kann ebenfalls hervorgerufen werden durch elektromagnetische Felder mit extrem niedrigen Frequenzen (ELF), wie sie Fernsehgeräte, Computer, Waschmaschinen, Haushaltsstrom und Leuchtstoffröhren verbreiten – der sogenannte Elektrosmog. Aber ebenso durch Schwermetalle, Umweltgifte und »freie Radikale« in Form positiver Ionen oder durch Streßfaktoren, schließlich durch manipulierte Nahrungsmittel wie bestrahltes Obst und Gemüse.

Die gefährliche Wirkung ist die bereits geschilderte: Auch durch Elektrosmog kann die negative Ladung der Kolloide aufgehoben werden. Sie stoßen einander nicht mehr ab, sondern bilden Klumpen.

Alter heißt zu wenig Spannung

Krankheit und auch Alter sind im Grunde nichts anderes als eine Schwächung des elektrischen Potentials bei den körpereigenen Kolloiden. Ihre elektrische Ladung ist zerstört, weil die Wasserstruktur, welche die körperlichen Funktionen wie die Regulationsvorgänge ermöglicht, verlorengeht. Folge ist eine Schwächung der Leistungsfähigkeit hinsichtlich Abwehrkraft, Anpassungsfähigkeit usw.

Der menschliche Organismus muß aufgenommenes (Trink-) Wasser mittels selbst hergestellter Kolloide strukturieren.

Denn nur strukturiertes Wasser kann seine lebenswichtigen Funktionen erfüllen. Ein solches strukturiertes Wasser ist nach Flanagan ein mit Flüssigkristall-Kolloidkonzentrat versetztes Wasser.

Diese Cluster-Struktur des Wassers kann mit einem Spektroskop untersucht werden. Das Element wird in seine Spektralfarben zerlegt. Die gewonnenen Farbspektren unterschiedlicher Wasserproben zeigen unterschiedliche Frequenzen und weisen damit auch unterschiedliche Wellenlängen auf. Da diese Unterschiede von verschiedenen elektromagnetischen Feldern kommen, hat man daraus geschlossen, daß sie typisch sind für unterschiedliche Strukturen des Wassers und daß die eingebrachte Energie in diesen Strukturen gespeichert sein muß.

Durch spektroskopische Untersuchungen ist die Bipolarität des Wassers als Materie und Energie oder auch Energie-Träger wissenschaftlich abgesichert.

Jetzt fragt sich nur: Was folgert die Medizin aus dieser Erkenntnis für die Diagnose und Therapie von Krankheiten? Wie kann Wasser eingesetzt werden, um Krankheiten heilend zu beeinflussen? Hier steht die Forschung noch sehr am Anfang.

Allergisch auf Wasser?

Eines steht schon jetzt fest: Als Therapeuten dürfen wir Wasser künftig nicht mehr nur nach seinen materiell-chemischen Aspekten beurteilen. Wir müssen bedenken, daß die unterschiedlichen elektromagnetischen Frequenzen von Wasser die Schwingungen des menschlichen Organismus beeinflussen. Wie wichtig das sein kann, das wissen wir, seit bekannt ist, daß Wasser Allergien auszulösen vermag. Und daß die im Wasser enthaltenen Allergene oder ihre Schwingungen nicht allein verantwortlich sind, sondern auch der Energiegehalt bzw. die Frequenzen. Cyril W.

Smith von der Salford-Universität in England hat das mit Experimenten einwandfrei nachgewiesen. Die Einflüsse von Wasserfrequenzen auf den Körper können mit den Methoden der bioelektronischen Regulationsdiagnose untersucht werden.

Wodurch wird nun diese Wirkung auf den menschlichen Organismus hervorgerufen? Wodurch entstehen Störungen oder Heilprozesse?

Die Kybernetik lehrt uns, daß alle Prozesse in Technik und Biologie von Informationen gesteuert werden. Dabei kann es sich um bewußte Steuerungen handeln (bewußtes Tun) oder um unbewußte Steuerungen (Beispiel: Herzschlag). Das Prinzip bleibt bei allen Abläufen immer die Steuerung durch Information.

Da das Wasser etwas bewirkt, muß es jenseits des Energetischen offensichtlich auch Informationen aufnehmen, speichern und wieder abgeben.

11 Wasser vergißt nicht

Es ist noch nicht ganz gesichert, welche physikalischen Vorgänge bei der Informationsaufnahme, bei der Speicherung und bei der Abgabe ablaufen. Sehr wahrscheinlich erfolgt die Aufnahme und Speicherung von Informationen durch das Festhalten bestimmter Frequenzen bei gleichzeitiger Änderung der Wasserstruktur. Dabei nimmt das Wasser die erhaltenen elektromagnetischen Informationen auf, speichert sie und gibt sie durch Informationsübertragung an andere Wasser-Moleküle oder sonstige Teilchen ab.

Wie Sender und Empfänger

Abgegeben werden die Informationen von einem Sender, beispielsweise von den elektromagnetischen Wellen der Sonne, von einer chemischen Substanz, einem Lebensmittel o. ä. Aufgenommen werden sie von einem Informations-Träger wie Wasser oder Alkohol, aber auch von anderen Materialien. Und weitergegeben werden sie schließlich von diesem Informations-Träger an einen Empfänger wie den Menschen.

Durch seinen Dipol-Charakter, der die Wirkung einer Antenne hat, und durch die Fähigkeit, seine Struktur zu ändern, ist das Wasser ganz besonders zur Aufnahme elektromagnetischer Schwingungen und damit zum Empfang von Informationen geeignet. Dabei sind Energie und Information nicht gleichzusetzen, sondern die Energie steht in Wechselwirkung mit der Information.

Die Moleküle des Wassers richten sich in ihrer Anordnung nach den Informationen, die von der Energie der Wasser-

Moleküle ausgehen. So ist dann das Wasser Empfänger, Speicher und Sender von Informationen zugleich. Es kann seine gespeicherten Informationen an lebende Organismen – wie den Menschen – abgeben. Genau hier liegt auch das Geheimnis homöopathischer Hochpotenzen, die ja keine Moleküle der Ausgangssubstanz mehr erhalten. Das Wasser oder der Alkohol, die das Verdünnungsmittel für die Ausgangssubstanz waren (beispielsweise Arnika), werden mit zunehmender Potenzierung, das heißt mit Verdünnung und Verschüttelung, zum Informations-Träger. Durch das Schütteln der Substanz mit Wasser übernimmt dieses die vorhandene Information von der Substanz. Und nach der Anzahl der »Verschüttelungen« werden schließlich die homöopathischen Potenzen bezeichnet. Die Ausgangssubstanz verschwindet durch die zunehmende Verdünnung, aber die Information wird verstärkt durch die Verschüttelung.

Das eingebaute Gedächtnis

Aufgrund der zweihundertjährigen Erfahrung mit der Homöopathie kann eigentlich kein Zweifel mehr bestehen, daß Wasser und auch Alkohol eine Art Gedächtnis haben, das die gespeicherten Informationen über einen langen Zeitraum behält. Dieses »Gedächtnis« liegt wahrscheinlich in der erwähnten Struktur der Flüssigkeit.
Die zeitliche Haltbarkeit dieser Speicherung ist allerdings noch nicht eindeutig geklärt. Sie dauert offensichtlich über Jahrzehnte an, wird aber von vielerlei Störfaktoren beeinflußt. In der Homöopathie hat man beispielsweise gelernt, daß die Informationen, mit denen die Trägersubstanz ausgestattet wurde, durch andersartige starke Schwingungen gelöscht werden können. Man braucht zum Beispiel nur das homöopathische Mittel einem Magnetfeld oder starker Sonneneinstrahlung auszusetzen.

12 Der Mensch besteht zum Großteil aus Wasser

In der Natur ist alle Materie von Wasser durchdrungen. Ebenso ist der menschliche Körper überall in Wasser »getaucht« – von der kleinsten Zelle, die überwiegend aus Wasser besteht und in ein Milieu aus Wasser eingebettet ist, bis hin zum Gesamtorganismus. Die Eigenschaften dieses Elements bestimmen folglich in hohem Maße den Zustand, in dem sich unser Körper befindet. Handelt es sich in erster Linie um basische Flüssigkeiten, sind wir gesund, überwiegen die Säuren, werden wir krank.

Im Alter werden wir trockener

Der menschliche Körper besteht zu etwa 65 Prozent seines Körpergewichts aus Wasser. Das sind beim Erwachsenen rund 45 Liter. Diese Wassermenge ist natürlich nicht bei jedem gleich – sie variiert stark, je nach Alter und Geschlecht, von insgesamt etwa 50 bis 80 Prozent des Körpergewichts.

Den höchsten Wasseranteil hat das frühe Mehrzellen-Ei kurz nach der Befruchtung: 90 Prozent. Ein Embryo besteht zu über 85 Prozent aus Wasser. Das Gewicht des Säuglings wird zu 75 bis 80 Prozent vom Wasser bestimmt.

Mit dem Erwachsenwerden geht der Anteil des Wassers am Körpergewicht langsam zurück. Bei einem zirka Vierzigjährigen beträgt er etwa 60 bis 70 Prozent. Im hohen Alter dann verfügt der menschliche Körper nur noch über einen etwa 50 bis 55prozentigen Wasseranteil. In diesem

Stadium der Schrumpfung bzw. Austrocknung des Binde-
gewebes verliert die Haut besonders an Händen und Hals
ihre Spannung und wird faltig.

Achtung, nicht austrocknen!

Im Alter verringert sich durch die Herabsetzung der Thala-
mus-Koordination das Durstgefühl. Das birgt die Gefahr in
sich, daß die Zellfunktionen wegen des Wassermangels
aufgrund zu geringer Flüssigkeitsaufnahme so weit zurück-
gehen, daß Austrocknung droht. Sinkt dadurch der Wassergehalt der Zelle, der normal bei etwa 70 bis 80 Prozent
liegt, unter 50 Prozent, dann erlahmen die Lebenspro-
zesse – und das oft unwiderruflich. Zusätzlich werden
durch zu geringen Wasserkonsum die Giftstoffe nicht mehr
ausgeschieden. Außerdem steigen im Alter zumeist Blutdruck und Blutzucker, und es kommt zu einer Ablagerung
von Cholesterol in den Gefäßen. Deren Elastizität und
Durchlässigkeit nimmt deutlich ab.

All diese Vorgänge zeigen, wie wichtig Wasser für ein ein-
wandfreies Funktionieren unseres Organismus ist – und
zwar sowohl mengenmäßig als auch von seiner Qualität
her.

Insbesondere der ältere Mensch muß auf eine reichliche,
aber auch gute Wasserzufuhr achten, beispielsweise durch
den Verzehr von Obstsorten und Gemüsen, die viel Wasser in sich tragen.

Bei einem erwachsenen Mann ist der Wassergehalt höher
(etwa 70 Prozent) als bei der erwachsenen Frau (etwa
55 Prozent). Der Grund findet sich im höheren Fettgehalt
des weiblichen Körpers. Fettgewebe enthält weniger Wasser (etwa 10 bis 15 Prozent). Nichtsdestotrotz ist es auch
für Frauen wichtig, regelmäßig eine bestimmte Mindest-
menge an qualitativ möglichst hochwertigem Wasser zu
sich zu nehmen.

Abhängig bis in die letzte Zelle

Bei der Allgegenwärtigkeit des Wassers in unserem Organismus haben natürlich alle Organsysteme etwas mit diesem Element zu tun. Sie alle sind Teile des menschlichen »Wasser-Kosmos«. Das geht von den Organsystemen, die ganz offensichtlich mit dem Wasser verbunden sind, wie das Herz-Kreislauf-System, über das Magen-Darm-System und das Atemsystem bis zu den Organsystemen, deren Abhängigkeit vom Wasser auf Anhieb nicht ganz so offensichtlich erscheint: Nervensystem oder Sinnesorgane.

Innerhalb dieser Organsysteme benötigt jedes einzelne Organ das Wasser für seine besonderen Funktionen. Aber auch jedes Gewebe, das wiederum seine spezifischen Aufgaben hat, hängt vom Wasser ab oder ist Transitstrecke für Wasser. Und innerhalb der Gewebe ist natürlich jede einzelne Zelle vom Wasser abhängig. Wir sehen, der gesamte Aufbau unserer körperlichen Strukturen wäre ohne das Wasser gar nicht denkbar.

Die Verteilung des Wassers im menschlichen Körper verläuft natürlich recht unterschiedlich. Die wasserreichste Körperflüssigkeit ist das Gehirn-Rückenmarks-Wasser mit 99 Prozent Wasseranteil, gefolgt vom Blutplasma, dessen Wasseranteil 85 Prozent beträgt. Auf Platz drei steht das Gehirn mit 75 Prozent.

Schon diese Zahlen müssen uns klarmachen, welche außerordentliche Bedeutung reines, schadstofffreies Wasser für unser Leben und für einen ausgeglichenen Säure-Basen-Haushalt hat!

Der Wassergehalt der anderen Organe und Gewebe soll nur kurz aufgelistet werden: Muttermilch 87 Prozent, Nieren 83 Prozent, Herz 79 Prozent, Lunge 79 Prozent, Milz 76 Prozent, Muskeln 76 Prozent, Magen-Darm 75 Prozent, fettfreies Gewebe 73 Prozent, Haut 72 Prozent, Leber und Rückenmark 70 Prozent, Knorpelgewebe 55 Prozent,

Fettgewebe 10 bis 30 Prozent, Skelett 22 Prozent, Zähne 10 Prozent.

Schleusen steuern die Funktionen

Der Körper beinhaltet mehrere, sich gegenseitig durchwebende Gebiete, in denen die Wasseranteile voneinander getrennt sind – und das aus gutem Grund. Diese Gebiete verfügen über ganz unterschiedliche Stoffkonzentrationen, und wären sie und das Wasser nicht durch halbdurchlässige Membranen (Schleusen) voneinander getrennt, dann wären viele körperliche Funktionen, die gerade auf diesen Wasser- und Elektrolyt-Gefällen beruhen, gar nicht möglich.

Die einfachste Unterteilung ist die in »intrazelluläre« Flüssigkeitsräume (das Zellwasser) und in »extrazelluläre« Flüssigkeitsräume (das Gewebewasser). Das Wasser in den Intrazellularräumen beträgt etwa 30 Prozent des Körpergewichts (= 30 Liter, das entspricht 70 Prozent des Körperwassers). Das Wasser in den Extrazellularräumen, also in den Gefäßen und im Bindegewebe, macht etwa 25 Prozent des Körpergewichts aus (= 13 Liter, Anteil am Körpergewicht etwa 30 Prozent).

Die erwähnten Gefäße, Arterien, Venen, Lymphbahnen, haben als sogenannter »Intravasalraum« am extrazellulären Bereich einen Anteil von etwa 23 Prozent (= 3 Liter), das Bindegewebe als sogenannter »Extravasalraum« einen Anteil von etwa 77 Prozent (= 10 Liter).

13 Ein Element hat viel zu tun

Die Aufgaben des Wassers im Körper sind so vielfältig, daß man es den kleinen unscheinbaren Molekülen kaum zutrauen würde, sie alle erfüllen zu können. Im folgenden wollen wir die wichtigsten Arbeitsgänge, die Wasser in unserem Körper auszuführen hat, auflisten. Die Beschäftigung damit zeigt aber auch, daß die Wasser-Forschung noch in den Kinderschuhen steckt und daß beim heutigen Wissensstand noch sehr viele Fragen offenbleiben.

Die wichtigsten Funktionen und Aufgaben des Wassers sind:

• Die Regulierung des Wasserhaushalts.

• Die Versorgung aller Zellen und Gewebe mit Wasser in der richtigen Qualität und in der richtigen Quantität.

• Die Regulierung des osmotischen Drucks in den Flüssigkeitsräumen (Wasser durchdringt halbdurchlässige Zellwände und hilft, das Volumen von Zellen zu vergrößern).

• Die Mitwirkung bei der Regulierung des Energiehaushalts.

• Die Mitwirkung bei der Regulierung des Elektrolythaushalts.

• Die Funktion als Energieträger (Wasser als hochempfindlicher Speicher für elektromagnetische Felder).

• Die Funktion als Informations-Träger (Wasser läßt alle Teile des menschlichen Organismus miteinander in Verbindung treten).

• Die Mitwirkung bei der Regulierung des Säure-Basen-Haushalts.

• Das Wirken als Reaktionsmittel bei chemischen Prozessen.

- Das Wirken als Lösungsmittel für vielerlei Stoffe, die wasserlöslich sind.
- Die Mitwirkung beim Stoffwechsel.
- Die Reinigung des Körpers.
- Die Wirkung als Transportmittel.
- Die Mitwirkung bei der Temperaturregelung.
- Die Wirkung als Puffersystem. Durch seine Fähigkeit, sich mit einer Vielzahl von Elementen zu verbinden, wirkt Wasser als Schutzfaktor.
- Die Wirkung als Füllstoff.
- Die Wirkung als Heilmittel.

Vergessen wir nicht: Allem anderen übergeordnet ist die Funktion des Wassers als regulierendes Element für jeden einzelnen Vorgang in unserem Körper.

Wehe, wenn der Wasserhaushalt nicht stimmt!

Der menschliche Körper besteht zu 50 bis 80 Prozent seines Gesamtgewichts aus Wasser. Dabei ist der Wassergehalt der einzelnen Organe recht unterschiedlich. Auch die prozentualen Anteile von Wasser in seinen unterschiedlichen Aggregatzuständen (flüssig, kolloid, kristallin) sind unterschiedlich. Aber die Organe und Organsysteme haben eines gemeinsam: Um optimal funktionieren zu können, sind die Toleranzgrenzen ihrer Wassermengenschwankungen sehr eng gesetzt. Diese Quantitäten aufrechtzuerhalten, das ist die Aufgabe der Regulation im Wasserhaushalt.

Vorgenommen wird sie über Rückkoppelungsprozesse – und zwar hormonell, nervlich, materiell, energetisch und informationell. So steuert die Hypophyse (Hirnanhangsdrüse) durch Ausschüttung des Hormons ADH die Wasserrückhaltung in der Niere. Und die Zellen sorgen durch ihre intrazellulären Mineralien über einen ausreichenden osmotischen Druck für genügend Zellwasser.

Das Ziel dieser Regulation ist eine ausgeglichene Bilanz

zwischen Wasseraufnahme und -verlusten. Beim Erwachsenen besteht zwischen Wasseraufnahme und Wasserverlust im allgemeinen ein dynamisches Gleichgewicht. Der ideale Richtwert kann in begrenztem Rahmen kurzfristig unter- oder überschritten werden, ohne daß der Körper bleibenden Schaden erleidet.

Die Norm: 2,4 Liter pro Tag

Der Richtwert für den idealen täglichen Wasserumsatz beträgt beim Mitteleuropäer 2,4 Liter. Die Wasserabgabe erfolgt durch Urin (täglich zirka 1,4 Liter), Stuhl (zirka 0,1 Liter pro Tag) und Atmung über Lunge und Haut (zirka 0,9 Liter täglich).

Insgesamt werden also 2,4 Liter binnen 24 Stunden ausgeschieden, und dieser Wasserverlust muß durch Aufnahmen in der gleichen Menge kompensiert werden. Etwa durch Trinken von zirka 1,2 Liter Wasser, durch die Aufnahme von Wasser in fester Nahrung (zirka 0,9 Liter) und durch Oxidationsflüssigkeit, die sich beim Stoffwechsel bildet (zirka 0,3 Liter).

Ein Erwachsener muß pro Tag mindestens 1,5 Liter Wasser aufnehmen. Das entspricht der Menge, die durch die unvermeidliche Verdunstung (0,9 Liter pro Tag) und durch die Ausscheidung der Nieren (0,6 Liter pro Tag) abgegeben wird.

Dabei ist die Niere keineswegs nur ein Filter, der Wasser und die harnpflichtigen Substanzen aus dem Körper ausscheidet. Sie ist vielmehr ein äußerst kompliziertes Organ, das mit nervlichen und hormonalen Steuerungsmechanismen über das chemische Gleichgewicht des Körpers wacht. Populär formuliert: Die Niere paßt auf, daß uns nichts so schnell an die Nieren geht.

Eine vermehrte Abgabe von Körperflüssigkeit, etwa durch starkes Schwitzen, ist stets durch eine vermehrte Aufnahme von Wasser auszugleichen. Normalerweise wird das durch uns allen bekannte Regelungsmechanismen des Hypothalamus erzwungen: Wir bekommen Durst. Wenn nämlich ein Wasserausgleich nicht erfolgt, so treten schon bald Störungen im Befinden und auch Funktionsschwierigkeiten auf. Typische Erscheinungen sind Schwindelgefühl, trockener Mund und Ungeduld.

Zu wenig Wasser kann tödlich sein

Störungen im Wasserhaushalt – hervorgerufen durch eigenes falsches Verhalten oder durch Funktionsstörungen bei den Regelungsmechanismen – können verschiedene körperliche Reaktionen beeinträchtigen und sogar den Tod nach sich ziehen.

Aber auch großer oder langfristiger Wasserverlust mit anderer Ursache kann zu einem gefährlichen Wasserdefizit führen, zur sogenannten »Dehydration«. Mögliche Auslöser sind chronisches Erbrechen oder chronischer Durchfall, starke Blutverluste und starkes Schwitzen, mangelnde Wasserzufuhr, großflächige Brandverletzungen, chronische Nierenerkrankungen, Zuckerkrankheit.

Als Folge treten dann Herz-Kreislauf-Symptome auf: beschleunigter Herzschlag und Blutdruckabfall, Unruhe oder das Gegenteil: Apathie, Bewußtseinsstörungen, Delirium, Koma, im Spätstadium Schock.

Bei Verlust von mehr als 40 Prozent Körperflüssigkeit tritt der Tod ein.

Zuviel Wasser kann zur Vergiftung führen

Zu wenig – aber auch zuviel Wasser im Körper ist schädlich. Übermäßige Wasserzufuhr ohne Salze und Mineralien kann zu Ödembildung führen. Die Ödeme wiederum lösen oft Herzerkrankungen oder bestimmte Leber- und Nierenleiden aus.

Wenn nicht genügend Wasser ausgeschieden wird und dadurch die Wasserbilanz aus anderer Sicht nicht ausgeglichen erscheint, kann es zu einer Wasservergiftung kommen. Sie führt zu Ödembildungen, akuter Herzinsuffizienz, akuten Atembeschwerden, Übelkeit, Erbrechen, Kopfschmerzen, Apathie, Hirnschwellung, im Extremfall zur Bewußtlosigkeit.

Die Folgen von Wasserdefizit oder Wasserüberschuß sind davon abhängig, ob sich die Störungen des Wasserhaushalts auf den Raum außerhalb der Zellen beschränken, also auf das Bindegewebe und die Gefäße, oder ob sie den Raum in den Zellen mit einbeziehen.

Es gibt sogar Menschen, die auf Wasser allergisch reagieren. Sie können die Wasserfrequenzen, die sich aus dem Normalwert und aus den äußerlichen elektromagnetischen Beeinflussungen ergeben, einfach nicht ertragen (siehe auch Kapitel II,10).

Wasseraustausch ist lebenswichtig

Der Austausch von Wasser zwischen dem Raum außerhalb der Zelle und dem Bereich in der Zelle ist eine der Voraussetzungen für das Leben überhaupt. Er erfolgt durch einen Prozeß, der in der Chemie als »Osmose« bekannt ist. Es handelt sich hierbei um die Wanderung einer Flüssigkeit (hier also Wasser) von einem Raum mit niedriger Stoffkonzentration in einen Raum mit höherer Stoffkonzentration durch eine halbdurchlässige Membrane hindurch. Nur Wasser-Moleküle sind imstande, die winzig feinen Räume zwischen den Zellmembran-Molekülen zu durchwandern. Wassertropfen wären dazu zu groß.

Die Wasser-Moleküle marschieren gemeinsam in eine Richtung. In welche, das hängt beim menschlichen Körper von den Konzentrationen der Elektrolyte (Kalium, Magnesium) in den Zellen und in den extrazellulären Räumen ab. Sie entscheiden darüber, ob das Wasser in die Zellen hineinfließt – oder aus diesen heraus. Die Elektrolytkonzentrationen bestimmen damit die Wasserverteilung, die für eine geregelte Zellfunktion lebensnotwendig ist. Überschüsse von Kalium und Magnesium in den Zellen binden das Wasser dort. Natrium- und Chloridüberschüsse im Raum außerhalb der Zellen halten es an diesen Plätzen fest.

Obwohl die Elektrolytverteilung vom Körper sehr sorgfältig gewahrt wird, kann sie durch falsche Mineralstoffzufuhr gestört werden. Dadurch gerät der Wasserhaushalt aus dem Gleichgewicht, es kann im Extremfall zu Zellfunktionsstörungen oder zu Schwellungen im Extrazellularraum kommen.

Die Flüssigkeitsräume des Körpers weisen jeweils eine charakteristische Verteilung der Anionen und der Kationen auf. Durch diese besondere Elektrolytverteilung wird ein osmotischer Druck geschaffen, der die Menge des Wassers in den einzelnen Flüssigkeitsräumen annähernd konstant hält. Wir sehen: Auch hier ist überall eine ausgeglichene Balance vorgegeben und erwünscht.

Die Niere macht ein Kunststück möglich

Die Elektrolytzusammensetzung des Blutplasmas und der Bindegewebsflüssigkeit ähneln sich. Dagegen sind die Ionenkonzentrationen in der Zelle selbst von ihnen grundsätzlich verschieden. Diese grundlegenden Unterschiede zwischen der Zelle und ihrer Umwelt finden sich bei allen Lebewesen.

Der Unterschied in der Konzentration muß vorhanden sein, denn er trägt dazu bei, den spezifischen osmotischen Druck aufrechtzuhalten und erfüllt damit eine wesentliche Voraussetzung für das Leben. So hängen die Prozesse der nervlichen Erregungsleitung und -übertragung davon ab, daß eine bestimmte, unveränderte Konzentrationsdifferenz zwischen den Nerven- bzw. Muskelzellen und ihrer Umgebung gewährleistet ist. Ohne dieses Gefälle fehlten uns Empfindungen und Bewegungen.

Als das wichtigste Elektrolyt im Wasserhaushalt darf Natrium gelten. Die Natrium- und Chloridkonzentration in den Bereichen außerhalb der Zellen bestimmt das Volumen der extrazellulären Flüssigkeit, weil sich diese Ionen besonders gut mit Wasser verbinden. Deshalb ist es lebenswichtig für den Menschen, daß eine gleichbleibende Konzentration auch bei unterschiedlicher Zufuhr erhalten bleibt. Zuständig für dieses Kunststück ist die Niere.

Osmose ist die eine Form des Wasseraustausches zwischen den einzelnen Zellen. Für den Zellstoffwechsel wichtig sind daneben die bereits erwähnten »kolloidalen Lösungen«. Vielleicht mögen nur theoretisch Interessierte diese Lösungen für nicht so wichtig halten, doch ihr Zustand ist eine wesentliche Voraussetzung für das Funktionieren des Stoffwechsels in den Zellen. Und dieser wiederum hängt direkt ab von der Qualität des Trinkwassers, welches wir zu uns nehmen. Ist es zu stark durch Säuren geprägt, drohen uns Krankheiten.

Versuchen wir, den Begriff der kolloidalen Lösung näher zu erläutern: Es handelt sich um eine besondere Form von Zerstreuung, bei der sich in der Flüssigkeit oder in einem Gas feinste Stoffe in einer selbst mikroskopisch nicht mehr erkennbaren Verteilung befinden. Nehmen wir ein Beispiel aus dem Alltag: Tapetenkleister.

Wir kaufen ein Pulver und vermischen es mit Wasser. Es entsteht ein durchsichtiger Brei, der Kleister. Was ist aus dem Pulver geworden? Das hinzugegebene Wasser hat es in einen kolloidalen Zustand gebracht. Es hat sich in seiner Struktur gewandelt, ist nicht mehr zu sehen, hat eine neue Form angenommen. In der Substanz ist es dennoch gleichgeblieben.

Kolloide – was ist denn das?

Andere Beispiele für kolloidale Lösungen sind Emulsionen, Schäume, Gallerte, Pflanzensäfte, Blut. Ihre typische Eigenschaft: Die winzigen Teilchen dieser Stoffgemische verharren innerhalb des jeweiligen Mediums in einem dauernden Schwebezustand. Zuvor hatten sie sich gemäß ihrem spezifischen Gewicht voneinander getrennt und waren abgesunken.

Den Grund für dieses neue Verhalten sieht der bekannte deutsche Diplom-Physiker Wilfried Hacheney darin, daß bei den Kolloiden die Wirkung der Erdanziehung durch Gegenkräfte aufgehoben wird. Dies führt bei Wasser im kolloidalen Zustand zu ganz spezifischen Eigenschaften, die – so Hacheney – für qualitativ hochwertiges Wasser charakteristisch und für den Stoffwechsel unbedingt notwendig sind.

Aufgrund dieser Überlegungen entwickelte der Physiker sein Konzept zur Herstellung eines »levitierten Wassers«. Dieses entsteht, indem Trinkwasser entgegen der Gravitationskraft verwirbelt wird und in der Folge dann seine Lebensenergie zurückgewinnt.

Wilfried Hacheney hat in vier Jahrzehnten Forschung herausgefunden, warum uns aufbereitetes Wasser aus dem Wasserwerk eher schadet als nutzt: »Durch die Aufbereitung erhält das Wasser die Eigenschaft, Kolloide aufzulösen. Die Kolloide aber sind die Grundlage eines jeden funktionierenden Stoffwechsels.«

Die Aufgabe lautete also, nach Möglichkeiten zu suchen, wie man Eigenschaften auf das Wasser übertragen kann, die Kolloide nicht auflösen, sondern ganz im Gegenteil festigen oder neu entstehen lassen. Hacheney fand die Lösung, indem er es erreichte, dem Wasser eine saugende Wirkung zu verleihen. Er erklärt: »Die im levitierten Wasser enthaltenen Saugkräfte stellen in den jeweiligen Stoffwechselsystemen physikalische Gleichgewichte wieder her.«

Es findet eine Wieder-Stabilisierung der Kolloidalzustände statt, der Stoffwechsel wird wieder ins Gleichgewicht gebracht.

Nur gutes Wasser hält stabil

Die Stabilität kolloidaler Lösungen ist von der Struktur des Wassers abhängig, die wiederum bestimmte Energie- und Informationsgehalte in sich trägt. Dadurch ist die kolloidale Lösung auch mit dem Informationsgehalt des Wassers verknüpft, und dieser wirkt ein auf das Stoffwechselgeschehen.

Ein Wasser, das die Voraussetzung erfüllen will, den kolloidalen Zustand der Körperflüssigkeiten zu stabilisieren oder gar zu verbessern, muß von besonderer Qualität sein. Nur dann wirkt es als Heilmittel. Ein solches Wasser kann aber nicht nur nach den vorhandenen oder nicht vorhandenen gelösten Stoffen als positiv beurteilt werden. Es muß ja zugleich auch physikalische Voraussetzungen wie Leitfähigkeit erfüllen. Und es muß drittens den Anforderungen wie »Lebendigkeit« gerecht werden. Nur Wasser, das lebendig ist, dessen Strukturen also nicht zerstört sind, kann im Körper positive Reaktionen bewirken.

Belastetes Wasser – das ist eine logische Folgerung – wird zu Störungen der kolloidalen Systeme im Blut oder gar zu ihrem Zerfall führen. Es kann eine Vielzahl von unerwünschten Krankheiten entstehen: Durchblutungsstörungen, Schwellungen oder Vergrößerungen von inneren Organen, Lymphstau, Kopfschmerz, Immunschwäche.

Derartiges Wasser darf dann wohl nur als »Un-Heilmittel« bezeichnet werden. Es läßt sich also ganz zu Recht ein direkter Zusammenhang sehen zwischen der Qualität des Trinkwassers, dem kolloidalen Zustand der Körperflüssigkeiten und der mehr oder minder stabilen Gesundheit des Konsumenten, der ein Wasser tagtäglich trinkt.

14 Ein besonderes Naß – levitiertes Wasser

Welches Wasser trinken wir täglich? – Einfach das, was aus unseren Leitungen kommt. Wir vertrauen blind darauf, daß wir schon nicht geschädigt werden. In mancher Hinsicht ein Leichtsinn!

Bei der heute üblichen Beurteilung der Trinkwasserqualität beschränken sich die zuständigen Stellen auf die Analyse einiger Wasserinhaltsstoffe sowie auf eine sehr einfache bakteriologische Untersuchung. Damit macht man es sich jedoch viel zu leicht. Es bleibt völlig unbekannt, welche chemischen Verbindungen sich im Wasser bilden, ebenso die Summenwirkung der im Wasser gelösten Stoffe. Insbesondere aber wird der bereits erwähnte komplexe Zusammenhang zwischen den Eigenschaften des Wassers und seiner physikalischen Struktur gänzlich außer acht gelassen.

Dabei gilt es in anderen Bereichen wie in der Physik als selbstverständlich, daß die Eigenschaften eines Stoffes nicht nur von seiner chemischen Zusammensetzung, sondern auch von seiner Struktur abhängen. Auch vom Wasser ist bekannt, daß sich durch Veränderung seiner Struktur zugleich seine Eigenschaften wandeln. In Glasflaschen abgefülltes Wasser wird durch Spülmittelreste verunreinigt, es zeigt einen sehr alkalischen Wert (8 und darüber). In den modernen Plastikflaschen werden durch Lichteinwirkung chemische Reaktionen verursacht, die den pH-Wert des Wassers auf 5,5 bis 6,5 bringen – es ist nunmehr sauer. So verliert ursprünglich gutes Quellwasser all seine Qualität.

Erinnerung aus dem Wasser

Die Molekularstruktur und -dynamik des flüssigen Wassers selbst sind immer noch weitgehend unbekannt. Jüngste Forschungsergebnisse lassen aber einen erheblich ausgeprägteren Ordnungszustand vermuten, als bisher angenommen.

Es gibt die Behauptung, daß Wasser ein Gedächtnis habe. Daß dieses Gedächtnis in seinen Strukturen gespeichert sei (siehe auch Kapitel II,11). Mag diese Theorie umstritten sein, so werden doch sogenannte »Memory-Effekte« von Wasser immer umfassender dokumentiert. Zumindest ist die Möglichkeit ihrer Existenz kaum widerlegbar. Solche Memory-Effekte könnten als Schadstoffinformationen die physiologischen Eigenschaften eines Wassers negativ beeinträchtigen.

Wissenschaftlich unumstritten ist auf jeden Fall, daß im flüssigen Wasser ein zumindest latenter Ordnungszustand zwischen den Molekülen bestehen muß. Ohne den ließen sich die außergewöhnlichen Eigenschaften des Wassers nicht erklären.

Allgemein bekannt in der Forschung ist auch die Tatsache, daß die Wasser-Moleküle, die sich an einer Grenzfläche befinden, eine höhere Energie aufweisen als die übrigen. Folglich muß sich der Energiegehalt eines Wasservolumens durch Vergrößerung seiner spezifischen Oberfläche ebenfalls vergrößern.

Da sich die Grenzflächen-Moleküle des Wassers prinzipiell anders verhalten als die übrigen Wasser-Moleküle, muß sich auch zumindest ein Teil der Eigenschaften, die im Wasser enthalten sind, erheblich ändern. Zu diesen gehören gerade die für Stoffwechselprozesse so wichtigen Eigenschaften des Wassers wie Oberflächenspannung, Eindringfähigkeit und Lösungsverhalten.

Zwingt mehr Energie hinein

Natürliches Wasser besitzt eine innere Oberfläche. Sie wird gebildet von den Grenzflächen der im Wasser verteilten, zum Teil mit Luft oder mit anderen Gasen gefüllten Hohlräume. Die spezifische Oberfläche des Wassers wird beeinflußt durch Strömungsvorgänge, Druckeinwirkungen, Turbulenzen, aber auch durch elektromagnetische Wechselfelder.

Bei dem zuvor beschriebenen, sogenannten Hacheney-Verfahren zur Energieanreicherung von Wasser wird durch eine spezielle physikalische Behandlung die innere Oberfläche des Wassers erheblich vergrößert und dadurch das Wasser mit zusätzlicher Energie aufgewertet.

Trinkwasser wird in einen speziell geformten Edelstahlbehälter gefüllt, durch einen Saugrotor stark beschleunigt und in eine hyperbolisch verlaufende Strömung gelenkt. Durch diese Bewegungsführung wird die Wasseroberfläche abwechselnd vergrößert und verkleinert. Die Strömungsform ist so gewählt, daß eine räumlich geordnete Bildung von Mikrowirbeln oder ähnlichen Schwingungsformen angeregt wird.

Dabei reichert sich nun das Wasser mit fein verteilten Hohlräumen an, und das bewirkt eine deutliche Vergrößerung seiner inneren Oberfläche. Durch diese vergrößerte innere Reaktionsfläche verfügt das so behandelte Wasser über eine erheblich gesteigerte Wirkung, die sich insbesondere in Stoffwechselprozessen bemerkbar macht. Diese Energieanreicherung des Wassers läßt sich jederzeit in physikalischen und biophysikalischen Experimenten nachweisen.

Gifte werden aus dem Körper gespült

Energiegeladenes Wasser hat aufgrund seiner offenen Struktur eine größere Eindringfähigkeit bei feinporigen bzw. halbdurchlässigen Materialien. Dadurch kann es tiefer ins Gewebe eindringen und Entgiftungsprozesse (Ausschwemmung von Toxinen) erheblich effektiver einleiten. Schon in sehr vielen Fällen konnte die entgiftende Wirkung von energetisiertem Wasser beobachtet und dokumentiert werden.

Das energetisierte Wasser gibt seine zusätzlich gewonnene Energie an die Körperflüssigkeiten weiter. Und das bewirkt eine aktive Erneuerung des Blutes und seiner Strukturen. Zusammenklebende Blutplättchen, häufig Auslöser für Thrombosen, lösen sich, der Gleichgewichtszustand des Blutes wird wiederhergestellt.

Unter anderem verbessert sich dadurch auch die Fließfähigkeit des Blutes – was wiederum zur Normalisierung des Blutkreislaufes und zur Entlastung des Herzens beiträgt. Mit Hilfe eines morphologischen Bluttestes konnten derartige positive Veränderungen bereits nach sechs Wochen regelmäßigen Genusses von levitiertem Wasser nachgewiesen werden.

Energetisiertes Wasser – wir nennen es »levitiertes« – wird seit 1987 hergestellt und verkauft. Zahlreiche Menschen haben inzwischen seine verblüffende Wirkung kennengelernt. So war es auch möglich, umfassende Erfahrungen bezüglich seines Einflusses auf den menschlichen Stoffwechsel zu sammeln.

Levitiertes Wasser ist kein Heilmittel, sondern ein qualitativ hochwertiges Lebensmittel. Sie sollten ein bis zwei Liter pro Tag davon trinken.

Die Nowo Balance® Klinik Bruneck in Kreuth am Tegernsee arbeitet seit vielen Jahren mit dem Diplom-Physiker Wilfried Hacheney und mit seinem Sohn, Geo-Physiker Friedrich Hacheney, eng zusammen und betreibt eine eigene Anlage zur Herstellung von levitiertem Wasser.

Anwendungsbereiche sind unter anderem:

• Gesichts- und Körperpflege, Massage,

• Fasten- und Entschlackungskuren (gemäß ärztlichem Rat),

- Inhalation und Spülungen (nach ärztlicher Verordnung),
- Zubereitung aller Speisen sowie von Kaffee und Tee,
- Backen (das Produkt wird locker und länger haltbar),
- Verdunstung zur Verbesserung des Raumklimas.

Es gibt in ganz Deutschland Stellen, wo levitiertes Wasser gekauft werden kann. Genauere Einzelheiten lassen sich bei der folgenden Sammeladresse erfragen:

Gesellschaft für organphysikalische
Forschung und Entwicklung
Am Königsberg 15
D-32760 Detmold
Tel.: 05231/47031
Fax: 05231/4184

III Nahrung

Falsche Ernährung

Ein Mensch, den falscherweise meist
Man lebensüberdrüssig heißt,
Ist, und das macht den Fall erst schwierig,
In Wahrheit lebensübergierig,
So daß er jedes Maß vergißt
Und sich an Wünschen überfrißt.
Der Typ des reinen Hypochonders
Freut sich am Leben ganz besonders.
Unüberwindlich bleibt ihm nur
Die innere Zwietracht der Natur.
Oft wär er gerne dionysisch,
Doch er verträgt's nicht, schon rein physisch.
Oft wär ihm sanftes Glück beschieden,
Doch fehlt es ihm an Seelenfrieden.
Da er nie ausnützt, was er hat,
Wird er vom Leben auch nicht satt,
So daß er bald nach vielem greift,
Was ihm noch gar nicht zugereift,
Den Magen gründlich sich verdirbt
Und dann an Melan-kolik stirbt.

Eugen Roth

15 Essen und Vernunft

Essen, trinken, schmecken, genießen – wir richten uns nach
Kriterien, die viel zu tun haben mit scheinbarer Lebensqua-
lität und wenig mit Vernunft. Durch richtige Ernährung aber
erhält das Individuum den gesunden und geordneten Zustand, befindet sich so in Harmonie mit der natürlichen
und sozialen Umwelt. Falsche »Nahrungszufuhr« – etwa

von sauren Gedanken und sauren Lebensmitteln – ist hingegen die Wurzel vieler Krankheiten.

Wer gesund werden oder bleiben will, muß sich Zeit seines Lebens an eine gering säuernde Diät halten. Der deutsche Chemiker Fred W. Koch (†1975) war der erste, der einen Zusammenhang zwischen Übersäuerung des Körpers und einer Vielzahl von Krankheiten herzustellen vermochte (siehe dazu Kapitel III,16).

Jede Säure, die wir mit der Nahrung aufnehmen, muß im Organismus neutralisiert werden. Zu diesem Zweck werden im Körper alkalische Substanzen abgebaut. Meistens handelt es sich dabei um Kalzium, das in Knochen, Gelenken und Blutbahnen gespeichert ist. Eine kranke Person leidet unter zu viel Säure und einem Mangel an Basen.

Richtig essen, richtig denken

Essen und Trinken bestimmen weitgehend die innere Qualität des Blutes. Diese und den Ernährungszustand kann man sehr gut im HLB-Test (Bradford-Test) sehen, der in zwei bis drei Tropfen Blut aus der Fingerbeere die Blutstruktur sichtbar macht.

Essen und Trinken sind aber auch verantwortlich für den Zustand der Lymphe, der Zellen, der Gewebe, der Organe, für den Status des Verdauungs-, Kreislauf-, Nerven- und Fortpflanzungssystems, für die Kraft des Denkens und des Bewußtseins, für die ganze Art des Verhaltens. Sogar für die Harmonie der zwischenmenschlichen Beziehungen in der Gesellschaft, der Wechselbeziehung zwischen Mensch und natürlicher Umwelt. Und schließlich für die Qualität des menschlichen Geistes, der an künftige Generationen weitergegeben wird. Die Ernährung ist eines der obersten Mittel, die dem Individuum die Lenkung seines Schicksals ermöglichen und die für jegliches Wirken der menschlichen Gesellschaft verantwortlich sind – selbst für Kultur und Zivilisation.

Woran soll man sich orientieren?

Auf dem Gebiet der Ernährung gibt es heutzutage derart viele Lehrmeinungen und Ansichten wie nie zuvor. Alles ist aus dem Gleichgewicht geraten – eine ausgewogene Nahrungszufuhr ist aufgrund der unterschiedlichsten Umstände kaum noch möglich. Wir werden erdrückt von der Fülle sogenannter biologischer Lebensmittel und den entsprechenden Kochbüchern dazu. Die Folge ist in erster Linie völlige Orientierungslosigkeit.

Der menschliche Organismus muß als ein Wunderwerk der Natur betrachtet werden – und nicht als ein Zielobjekt für marktwirtschaftliche und konsumfördernde Interessen.

Eiweiß-Mast macht sauer

Fast alle Ernährungstabellen, die heutzutage im Umlauf sind, gaukeln uns irgendwelche Werte vor. In der Regel sind sie ohne Mengenbezeichnung und Maßzahl angegeben. Vor allem aber sagen die Tabellen überhaupt nichts aus über den säuernden Wert einer Nahrung. Das einzige, was wir ziemlich präzise wissen, ist, daß Eiweiß (bestehend aus Aminosäuren) säuert. Das betrifft also Lebensmittel wie Fleisch, Fisch, Eier, Milchprodukte.

In jedem Lehrbuch ist nachzulesen, daß der Mensch bei 70 Gramm Proteinanteil in der täglichen Nahrung etwa 80 Millimol Säure ausscheidet. Das ist der im Stoffwechsel entstandene Faktor des Säuerns. Es wäre dieses gar nicht so gravierend, wenn wir uns insgesamt wie unsere Großeltern ernähren würden: Fleisch nur am Sonntag – und nicht so häufig wie in jüngster Zeit.

Heute wird jedoch eine regelrechte Eiweiß-Mast betrieben, und das führt zu einer ständigen Übersäuerung (latente Azidose), mit welcher der Körper fertigwerden muß. Reine

Kohlehydrate dagegen säuern mit Sicherheit nicht, wenn sie aerob verbrannt werden.

Die zehn großen Sünden

Bei unseren heutigen Ernährungsgewohnheiten fällt auf, daß wir gegen eine ganze Skala von althergebrachten, als sinnvoll erkannten Regeln verstoßen.

• Der Verlust des Hauptnahrungsmittels: Getreide in ganzer Form, das traditionelle »Brot des Lebens« aller früheren Zivilisationen, hat als Hauptnahrungsmittel im Verhältnis zu anderen Lebensmittelkategorien stark an Bedeutung verloren. Diese Entwicklung brachte auch die Verfeinerung der ungeschälten, ganzen Körner zu polierten sowie die Massenproduktion von Auszugsmehlen mit sich.

• Der erhöhte Verzehr tierischer Nahrungsmittel: Der Umsatz von Fleisch, Geflügel, Eiern und Milchprodukten ist überproportional gestiegen. Sie haben in der modernen Ernährung ganze Getreidekörner, Nudeln, Teigwaren, Mehl und andere Getreideprodukte von ihrem zentralen Platz in der Mahlzeit verdrängt. Außerdem hat sich die Qualität der tierischen Nahrungsmittel durch die Verwendung von Kunstfutter und durch die Verarbeitung der tierischen Produkte sowie durch den Einsatz von Chemikalien, Hormonen und anderen künstlichen Mitteln erheblich verschlechtert.

• Die Veränderung im Verzehr von Gemüse: Das moderne Zeitalter ist gekennzeichnet von der Massenproduktion bestimmter, begrenzter Gemüsesorten wie Kartoffeln und Tomaten. Dagegen ist der tägliche Verbrauch von anderen Gemüsearten zurückgegangen. Zudem sind der weitverbreitete Einsatz von Chemikalien in der Landwirtschaft sowie das Einmachen, Einfrieren und Konservieren mit künstlichen Methoden schädlich. Sie ermöglichen zwar eine bequeme Langzeitlagerung und das Überstehen extrem weiter Transportwege, bewirken aber zugleich eine Qualitätsminderung bei den meisten Gemüsen.

• Die Veränderung im Verzehr von Obst: Wildwachsende und natürlich gezüchtete Früchte sind von einheitlichen Kreuzungen, die mit chemischen Mitteln kultiviert und besprüht werden, verdrängt worden. Der Konsum von mit Zucker, Konservierungsstoffen und mit anderen Zusätzen behandelten Früchten ist angestiegen. Ebenso der Verbrauch von konservierten und eingefrorenen Früchten. Dagegen hat der Verzehr von frischen und natürlich getrockneten Früchten abgenommen. Unterdessen ist die moderne Fruchtsaft-Industrie entstanden, die hauptsächlich mit gefrorenen Konzentraten und anderen stark behandelten Produkten arbeitet. Ebenso mit gezuckerten und künstlich gefärbten Flüssigkeiten, die überhaupt keinen Fruchtanteil mehr enthalten.

• Die Veränderungen im Verbrauch von Hülsenfrüchten: Traditionsgemäß deckten die Menschen in der Vergangenheit den größten Teil ihres Eiweißbedarfs mit Bohnen und Bohnenprodukten, die sie zusammen mit Getreide und Gemüse aßen. Heutzutage werden Bohnen hauptsächlich zur Viehfütterung gezüchtet und nicht mehr für den menschlichen Verzehr.

• Das Auftreten unwesentlicher Nahrungsmittel: Der moderne Supermarkt, die Auto-Restaurants und die Verkaufsautomaten ließen die »Junk-food«-Mahlzeiten entstehen: schnelle Fertiggerichte, Limonaden, Süßigkeiten, Speiseeis, Kaffee und andere übermäßig fette, ölige, zuckerhaltige, salzige oder stark gewürzte Speisen und Getränke, die eine Energieexplosion hervorrufen oder die Sinne stimulieren, aber von geringem Nährwert sind. Diese ungesunden Produkte haben bekömmliche und gesunde Nahrungsmittel wie Vollgetreide, Bohnen und Gemüse vielfach vom täglichen Speisezettel verdrängt.

• Die veränderten Methoden in der Landwirtschaft: Seit der Jungsteinzeit hat der Mensch den Boden mit natürlichen, organischen Landbaumethoden bestellt. Durch die zunehmende Mechanisierung der Landwirtschaft und durch den verstärkten Einsatz von chemischen Düngern, Pestiziden und anderen Spritzmitteln hat sich die Qualität der Feldfrüchte und auch die von Fleisch und Fleischprodukten im Laufe des letzten Jahrhunderts drastisch und dramatisch verschlechtert.

• Die veränderte Salzqualität: In den letzten Jahrzehnten hat künstlich raffiniertes Meersalz, dem fast alle mineralischen Verbindungen außer Natriumchlorid und den Spurenmineralien entzogen werden, das natürliche, nicht raffinierte Meersalz und auch Steinsalz (heute nur noch in der Tierhaltung verwendet und vereinzelt in Reformhäusern erhältlich) verdrängt. Infolge dieser Veränderung und aufgrund des Mangels an anderen natürlichen Nahrungsmitteln wie Vollgetreide und Gemüse, die auch Mineralstoffe liefern, ist heutzutage eine Störung des Mineralstoff-Gleichgewichts weit verbreitet.

Prof. Dr. David Schweitzer berichtet von einem Einkaufsbummel in einem Londoner Supermarkt, bei dem er einen Geigerzähler bei sich trug, der aus Versehen eingeschaltet war. Das Gerät begann plötzlich laut zu ticken – und zwar am heftigsten vor dem Regal, in dem die Salzpackungen gestapelt waren. Die Erklärung des Mediziners: »Jodiertes Salz ist radioaktiv – und zwar leider viel zu hoch für unseren täglichen Gebrauch. Es belastet die Schilddrüse, macht ungeduldig.«

• Die Zunahme des Vitamin- und Mineralstoffkonsums: Um dem Körper wenigstens einige der Nährstoffe zuzuführen, die dem verfeinerten Getreide, dem Weißmehl und dem Tafelsalz entzogen sind und die auch in den chemisch gezüchteten Früchten und Gemüsen kaum mehr vorkommen, hat die moderne Nahrungsmittelindustrie künstliche Vitamine, Mineralstoffe und andere Nahrungsergänzungsmittel auf den Markt gebracht. Früher nahmen die Menschen diese Stoffe als Teil einer ausgewogenen, aus vollwertigen Nahrungsmitteln bestehenden Ernährung automatisch auf.

Im heutigen Gebrauch wird zum Beispiel bei Kalziummangel das Gluconat von Kalzium verabreicht. Der Patient bemerkt jedoch keine Besserung des Gesundheitszustandes. Warum nicht? Gluconat von Kalzium nimmt der Körper nur zu fünf Prozent auf. Der Rest wird durch den Harn wieder ausgeschieden. Das heißt: Die Methode ist unbrauchbar für den Wiederaufbau von Kalzium nach Verlust, hier wird nur ein teurer Harn produziert.

Als ein anderes Beispiel mögen die verabreichten Spurenelemente in Metallform dienen. Auch sie können vom Körper nicht resorbiert werden. Durch den Kontakt mit Luft und Wasser erzeugen sie im Organismus nur Oxidation. Zu deutsch: Es entsteht Rost. Obendrein ist die Metallform zu groß für die Absorption in die Zelle.

Eine weitere handelsübliche Form: Oxidate wie Zink-Oxid, Kupfer-Oxid, Aluminium-Oxid. Auch wer sie einnimmt, produziert nichts weiter als Rost. Und der hat nun mal einen sauren pH-Wert. Eine richtigere Form bietet der Chelat-Komplex, das ist die Verbindung von Metallen mit Aminosäuren. Bei dieser Art der Darreichung kann der Körper wenigstens 50 Prozent resorbieren.

Die allerbeste Methode jedoch ist, zusammen in einer Verbindung von Aminosäuren, die Aufnahme von Mineralien im Kolloid-Zustand – enthalten in bestimmten Pflanzen und naturbelassenen Lebensmitteln. Oder aber auch in gewissen Nahrungsergänzungsmitteln wie in GREENS PLUS.

• Der erhöhte Verzehr von Zucker und von mit Zucker hergestellten Produkten: Weißer Zucker, brauner Zucker, Melasse, Traubenzucker und auch andere raffinierte Süßmittel werden in Rekordmengen konsumiert. Vielen gekochten, konservierten und eingemachten Nahrungsmitteln sind sie beigemengt – zusammen mit künstlich hergestellten Süßstoffen. Diese wurden entweder chemisch synthetisiert (Beispiel Saccharin) oder aus ganz anderen Klimazonen importiert.

Ein Gift, das Zucker heißt

Das Kapitel über Zucker ist ein ausgesprochen düsteres. Drum müssen wir uns hier ein wenig Zeit nehmen, um uns mit diesem »Gift« ausführlicher zu beschäftigen.
Zucker ist ein Grundelement stärkehaltiger Nahrungsmittel. Zuckerrohr enthält zu 14 Prozent Spurenelemente, Mineralien und Vitamine, die Leben spenden, darüber hinaus Chlorophyll.
Der Zucker, den wir für unseren persönlichen Gebrauch kaufen, wird mit Kreidemilch erhitzt, damit werden Kalzium und Zucker entzogen. Er wird zunächst alkalisch, womit alle Vitamine zerstört sind.
Anschließend wird der Zucker mit saurem Kalk, Kohlensäure, Schwefeldioxid und letztlich mit Natriumkarbonat gemischt. Diese tote Masse wird dann mit Strontium-Hydroxid behandelt. Nunmehr kommt die Masse in die Raffinerie, wo sie zur Säuberung über Kalk-Karbon-Säure gezogen wird. Dunkle Partikel des Zuckers werden durch die Zugabe von Schwefelsäure entfernt und dann mit Knochenkohle gefiltert. Zum Schluß wird das Ganze noch mit Indanthrenblau oder dem hochgiftigen Ultramarine gefärbt. Dieses Produkt können wir nun überall als puren Zucker oder Zuckerwürfel kaufen.
Wie wir erfahren haben, sind alle lebendigen und schützenden Stoffe in diesem Produkt zerstört. Mehr noch: Es hat eine Atomdichte von 98,4 bis 99,5, welche eindeutig unter die Kategorie »Gift« fällt.
Dieses Industrieprodukt irritiert die Schleimhäute, das Gewebe, die Gelenke, die Blutgefäße und den Verdauungstrakt desjenigen, der es zu sich nimmt. Weißer Zucker

lähmt darüber hinaus die Darmperistaltik und führt zu Ausfällen des Immunsystems.

Ein besonderes Beispiel für die Schädlichkeit von Zucker: Unser Zahnfleisch hat einen Gewebedruck von 7 At. Der Industriezucker erhöht den osmotischen Druck auf 34 At. Zahnschmelz ist die härteste Substanz des menschlichen Körpers – zusammen mit den Knochen. Es wurden 100 000 Jahre alte Zähne in der Erde gefunden, die trotz Hitze und Kälte, trotz Regen, Schnee und Bakterien noch immer intakt waren. Der weiße Zucker ist dagegen in der Lage, den Zahnschmelz eines Menschen innerhalb weniger Stunden zu zerstören. Wie ein Nagel bohrt er sich in die Struktur des Zahnes ein und macht ihn brüchig. Was die Natur seit Anbeginn nicht geschafft hat, das erreicht der Mensch in geringster Zeit. Er ist das einzige Lebewesen, das den Nahrungswert zunächst zerstört – und die Nahrung erst dann ißt.

Aus Dänemark stammt eine interessante Studie, in der die Todesraten von Diabetikern per 100 000 Menschen und der Pro-Kopf-Verbrauch von Zucker in Relation gestellt sind:

Jahr	Tote	Zuckerverbrauch pro Person im Jahr
1880	1,8	13,5 kg
1911	8,0	37,6 kg
1934	19,1	51,3 kg
1955	34,3	74,7 kg
1975	78,6	81,8 kg

In den USA nimmt die Bevölkerung 25 Prozent der Kalorien in Form von Zucker zu sich. 1870 waren Zuckererkrankungen dort fast unbekannt. 1880 lag der Zuckerverzehr pro Person im Jahr bereits bei 18 Kilo, 1927 bei 70 Kilo und 1950 bei 101 Kilo. Entsprechend der Anstieg von Erkrankungen, die auf den hohen Zuckerkonsum zurückzuführen sind.

Erschreckend ist auch die Tatsache, daß selbst in Krebskliniken und in Kinderkliniken die Patienten mit denaturiertem Essen ernährt werden (Konserven, weißer Zucker, weißes Mehl). Damit werden nur der Krebs und andere Erkrankungen der Patienten gefüttert. Ein abenteuerlicher Unsinn!

Zucker schwächt auch das Gehirn

Es ist allgemein bekannt, daß natürlicher Zucker als grundlegendes Nahrungsmittel dem Gehirn dient. Nicht aber der mißhandelte Zucker, der heutzutage konsumiert wird.

Es gibt die Beobachtung, daß die zivilisierte Bevölkerung unserer Zeit einen dramatischen Intelligenzverlust erleidet.

Nach Untersuchungen in den Kultusministerien war zwischen 1890 und 1940 ein Intelligenzverlust von zehn Prozent zu verzeichnen. Das bedeutet eine Verringerung der genialen Fähigkeit auf ein Sechstel, eine Verringerung der Talentfähigkeit auf die Hälfte.

Die mentale Verzögerung erhöhte sich um das Vierfache, und es gibt 30mal so viele geistig zurückgebliebene Menschen wie in der Zeit der Renaissance. Der Verlust der Intelligenz jedoch ist gleichzusetzen mit einem Todesurteil.

In unserer Zeit wird der Genius fast nicht mehr herausgefordert. Kreativität wird von einigen wenigen praktiziert. Doch was ursprünglich die Menschen zu Menschen machte, war ihre kreative Kraft.

Gespeist wird diese vom Gehirn. Das wiederum wurde ursprünglich durch natürlichen Fruchtzucker stimuliert, der ihm seine Stabilität und die strukturellen Denkmuster gab. Früchte, die Träger des Fruchtzuckers, kommen aber heute meistens aus Monokulturen, überschüttet mit Pestiziden und Umweltgiften, und sind weit davon entfernt, gute Hirn-Nahrung zu sein. Dazu kommt eben der astronomisch hohe Verbrauch von totem Zucker, dessen Einflüsse das Gehirn kollabieren lassen, zu widersinnigem und unvernünftigem Verhalten führen. Dadurch entstehen selbst familiäre Probleme – bis hin zur Gewalt im familiären Bereich.

In den USA haben 1970 mehr als 40 Millionen Menschen wegen emotionaler Probleme medizinische Hilfe gesucht. Die Hälfte der amerikanischen Bevölkerung leidet, wie man weiß, an psychischen Störungen, von Minderwertigkeitskomplexen angefangen bis zum Burn-out-Syndrom (man fühlt sich dabei völlig ausgebrannt). Nicht selten kommt es durch krankhafte Veränderungen der Psyche zu Gewaltausbrüchen.

Zurück nach Europa: In großen Städten wie London kommen auf 1000 Einwohner 30 debile Menschen. Es läßt sich auch beobachten, daß die Leistungen in den Schulen von Jahr zu Jahr schrumpfen. In Hamburg wurde bereits 1978 festgestellt, daß von 2000 Kindern im Alter von sechs Jahren 55 Prozent mit starken mentalen Beschwerden zu kämpfen hatten. 20 Prozent litten an Magersucht, noch einmal 20 Prozent hatten Schlafstörungen.

Das Übel Nummer eins unter unseren Nahrungsmitteln ist zweifelsfrei der Zucker. Doch auch Stärke, die in nicht geringeren Mengen als Zucker konsumiert wird, liefert einen wesentlichen Grund für den Verlust an Intelligenz. Dabei lieben die Menschen Intelligenz und Gefühle, drum leiden auch viele an gewaltigen emotionalen Schmerzen.

Wir wissen es und sollten es uns trotzdem noch einmal vergegenwärtigen: Das Gehirn ist unsere Zentrale. Wenn wir es zerstören, zerstören wir die Menschheit, die in allen Zeiten von der Kraft des Gehirns abhängig war und ist.

Ein paar letzte Anmerkungen zu dem Übeltäter Zucker: Es ist überaus erstaunlich, in welchen Nahrungsmitteln heutzutage Zucker auftaucht – sogar in Fischkonserven! Jede andere Substanz mit der gleichen atomaren Dichte gilt als Gift und kann selbst mit Rezept nur in kleinsten Mengen erhalten werden. Hin und wieder werden ja Gifte verschrieben, um eine bestimmte Krankheit zu bekämpfen. Zucker ist überall zu haben, rezeptfrei. Eines der unheimlichsten Produkte, die jemals legal und ungestört als Nahrungsmittel verkauft werden durften.

Was aber sind die Alternativen? Wir haben nicht sehr viele. Genießbar ist der Fruchtzucker von natürlich gewachsenen Früchten. Als zweiter Ausweg kann das Süßen mit Honig gelten. Aber bitte Honig von Bienen, die nicht mit Industriezucker gefüttert wurden. Und schließlich bleibt als dritte Alternative noch Melasse.

Eines sollte sich tief in unser Bewußtsein einprägen: Der Konsument bestimmt selbst mit, was mit ihm gemacht wird. Weigert er sich zum Beispiel, die Produkte aus Monokulturen zu kaufen, so werden die Hersteller auch ihre Anbaumethoden wieder ändern müssen.

16 Gesundheit kommt vor Genuß

Vier Thesen lassen sich im Zusammenhang von Ernährung und Verdauung aufstellen:

- Die Verdauung beginnt bereits mit der Zerkleinerung der Speisen im Mund.
- Gut und intensiv zu kauen ist lebensnotwendig.
- Kauen fördert die Speichelbildung (stark basisch) und verwandelt die Nahrung bereits im Mund zu lebensspendenden Substanzen.
- Wir ernähren uns nicht von dem, was wir verzehren, sondern von dem, was unsere Verdauung daraus macht.

Erst richtig kauen, dann verdauen

Ist unser Darm in allen Abschnitten gesund und leistungsfähig, dann haben wir bei richtiger Nahrungsaufnahme keine Probleme, alle genannten Stoffe aufzusaugen. Ist der Darm aber durch ständige Gärung und Fäulnis gereizt oder geschädigt, sind die Darmwände ständig entzündet, dann werden Mineralstoffe, Vitamine, Eisen usw. nicht ausreichend aufgenommen. Ebenso erleidet das Immunsystem eine Schwächung. Als Folge können die unterschiedlichsten Krankheiten auftreten: Durchfall, Verstopfung, die gesamte Palette der Darmerkrankungen.

Ihre Beziehung zu einem Darmabschnitt wurde auch mit der Diagnostik des bekannten österreichischen Diät-Spezialisten F. X. Mayr (Mayr-Kur) festgehalten.

Der Tod beginnt im Darm

In London wurde vor einiger Zeit das Thema »Blutvergiftungen im Verdauungskanal« vor der Royal Society of Medicine von 57 führenden britischen Humanmedizinern diskutiert. Dabei ergaben sich die folgenden Feststellungen:
Eine ganze Reihe von Giften wurde durch die Nahrung in den Dickdarm aufgenommen und dort entdeckt. Eine Auswahl der identifizierten Giftstoffe: Indol, Skatol, Phenol, Hydrogen, Sulfide, Ammonium, Mistidin, Urorbilugen, Methyl, Lendiamin, Putrescin, Kadavrin, Neurin, Choline, Muscarin, Butyric-Säure, Botulin, Tyramin, Agamatine, Tryptophane, Sepsin, Sulfurglobulin etc.
Wir sehen: eine beeindruckende Vielfalt. Diese Gifte sind allesamt sehr aggressiv und können erheblichen Schaden anrichten – sogar in kleinsten Mengen. Die meisten Gifte entstanden durch falsche Nahrungskombinationen, welche zu unerwünschten chemischen Reaktionen führten.
Die nachfolgende Aufstellung wurde zwischen 1912 und 1913 in einem 380seitigen Bericht veröffentlicht. Dieser liegt heute in den Akten der Royal-Society-of-Medicine-Bibliothek in London. Obwohl mittlerweile über 80 Jahre vergangen sind, bleiben die Ergebnisse für die heutige Zeit immer noch sehr relevant, wahrscheinlich sind sie sogar noch zutreffender als früher. Denn seit dieser Zeit haben wir viele nahrhafte Teile aus unserer Nahrung entfernt. Zusätzlich haben die chemischen Konservierungsstoffe, die Insektengifte sowie die Fütterung unserer Tiere mit Antibiotika und Hormonen eine allgemeine Erhöhung der Giftbelastung in unserem System mit sich gebracht.

Vergiftete Nahrung schädigt alle Organe

Die Symptome und Krankheiten, die durch Vergiftungen mit Nahrungsmitteln verursacht werden, sind unglaublich vielfältig und betreffen den gesamten Organismus. Zum Beispiel unser Immunsystem, denn dieses hängt zu 70 Prozent mit der Darmfunktion zusammen. Werden viele Gifte aufgenommen, so wird auch das Immunsystem vergiftet. Deshalb können auch Darmreinigungskuren helfen, das Immunsystem wieder zu stabilisieren. Im folgenden geben wir Ihnen Beispiele möglicher Belastungen bei falscher Nahrungszufuhr.

• Belastungen der Verdauungsorgane durch Gifte: Darmgeschwüre rufen teilweise oder komplette Blockaden des Darmes hervor. Ebenso Krämpfe des Magenausgangs, Blockaden, Blähungen und Erweiterungen des Magens, Magen- und Lebergeschwüre, Leberentzündungen, Leberkrebs. Auch Schwund der Muskelwand der Verdauungsorgane und anderer Muskeln, so daß ein Weitertransport des Speisebreis verhindert wird.

Die abdominellen Eingeweide (lat.: »Abdomen« = »Bauch, Unterleib«) verlieren ihre normale Beziehung zum Rückgrat und zueinander, da die Bauchmuskeln geschwächt werden. Diese Beschwerdebilder sind bei Frauen noch sehr viel gravierender und ernsthafter als bei Männern.

Weitere Folgen: Fäulnisgase und übelriechender Stuhl, Koliken, akute Dünndarmentzündungen, Blinddarmentzündungen, akute und chronische Darmverschlüsse, Vergrößerungen der Milz, aufgeblähter Bauch, empfindlicher Bauch, Sommerdurchfall bei Kindern, Entzündungen der Bauchspeicheldrüse, chronische und ziehende Schmerzen des Bauches, Magenschleimhautentzündung, Bauchspeicheldrüsenkrebs, entzündliche Veränderungen der Gallenblase, Gallenblasenkrebs, Gallensteine, Leberbeschwerden, Leberzirrhose, Zahnfleischentzündungen und Zahnausfall, Geschwüre in Mund und Rachen.

• Belastungen für Herz und Blutgefäße: Schwächung und Zerfall des Herzmuskels, degenerative Herzverfettung, Herzinnenhautentzündung, Herzmuskelentzündung, niedriger Blutdruck, Herzvergrößerung, ständige Verstopfung der Arterien und Krampfadern.

• Belastungen für das Nervensystem: Kopfschmerzen verschiedener Formen (Stirnbereich, Hinterkopf, dumpf, intensiv); Kopfschmerzen, die zu der Fehldiagnose »Hirntumor« führen. Ein Patient berichtete uns von seinem Chirurgen, der sich für die Entfernung eines Tumors am Stirnlappen des Gehirns einsetzte. Die Operation fand nicht statt, die Beschwerden wurden schließlich durch die Herausnahme eines Dickdarmabschnittes behoben.

Akute neuralgische Schmerzen in den Beinen, Nervenentzündungen, Zucken der Augen, der Gesichtsmuskeln, Arme, Beine etc.; Trägheit, Beschwerden des Nervensystems von einfachen Kopfschmerzen bis hin zum totalen Kollaps, Depressionen; Schlaflosigkeit und Schlafstörungen, Alpträume, »gerädertes« Erwachen, exzessives Schlafbedürfnis, Einschlafen während des Tages, Zittern im Bereich der Lendenwirbel, Juckreiz an Gesicht und Händen etc., Epilepsie, chronische Müdigkeit, pervertierte moralische Gefühle, Melancholie, Manien, Gedächtnisverlust, Konzentrationsschwierigkeiten, Delirium, Koma.

• Belastungen der Augen: krankhafte Veränderungen der Augen, Entzündungen des Sehnervs, Verhärtungen der Linse, grauer Star.

• Belastungen der Haut: Faltenbildung, dünne, unelastische Haut, gelbe, braune, blaue und fast schwarze Hautpigmentierung, Hornhaut auf dem Handrücken, Herpes, Ekzeme, Dermatitis, kalte und klamme Arme oder Beine, dunkle Augenringe, Schuppenflechte.

• Belastungen der Muskeln und Gelenke: krankhafte Veränderungen der Muskeln, Muskelschwäche bis hin zu Muskelrissen, Rückgratverkrümmung, Rundrücken, Plattfüße, Knieversteifungen, Schwächung der Unterleibsmuskeln, die zu einer Ansammlung von Kot im Beckenbereich führt und die Ausscheidung verhindert; verschiedene Muskelschmerzen, muskulärer Rheumatismus, entzündliche Veränderungen der Gelenke, akute und chronische Gelenkentzündung; Tuberkulose.

• Belastungen der Uro-Genitale und Geschlechtsorgane: Erkrankungen des Uterus, Veränderungen weiblicher Formen und Konturen, Brustentzündungen, Brustkrebs, Entzündungen der Gebärmutter, Zystenbildung (speziell bei Frauen), ständiger Harndrang, akute Nierenentzündungen.

• Allgemeine Ernährungsbeschwerden und -störungen: krankhafte Veränderungen der Ausscheidungsorgane, speziell bei Leber, Nieren und Milz; Blutarmut, verringerte Widerstandskraft gegen Infektionen, verzögertes Wachstum bei Kindern in Verbindung mit Muskelschwäche und Verwirrtheit, vergrößerte Mandeln, Kropf, verschiedene Tumorerkrankungen.

Die Liste der Symptome und Krankheiten, die durch Vergiftungen mit Nahrungsmitteln verursacht werden, erscheint nahezu endlos. Besonders wichtig ist die Erkenntnis, daß es sich bei diesen Entdeckungen nicht um graue Theorie, sondern um harte Tatsachen handelt, bewiesen durch anerkannte Wissenschaftler und Mediziner in Großbritannien.

Natürlich gehören wir nicht zu denjenigen, die der Meinung sind, daß all die aufgelisteten Erkrankungen einzig und allein durch die Aufnahme des falschen Essens entstehen. Trotzdem ist es auch unsere Erfahrung, daß viele Krankheiten definitiv auf eine falsche Ernährung zurückgeführt werden können. Die Fehler, die hier am leichtesten zu vermeiden wären, sind die folgenden: falsch kombinierte Nahrung, zu kurzes Kauen der Speisen, Essen unter Streßeinwirkung, zuviel Trinken parallel zur Nahrungsaufnahme, Speisen, die wieder aufgewärmt wurden. All diese falschen Verhaltensweisen führen dazu, daß sich vermehrt Gifte im Körper bilden können.

Verwesung führt zu Depressionen

Der Darm funktioniert wie eine Kläranlage. Doch durch Vernachlässigung und Mißbrauch wird er zur Jauchegrube.

Ist er sauber und funktionstüchtig, sind wir gesund und glücklich. Kommt es zu Trägheit und Stagnation, so werden Verwesungsgifte und Fäulnisstoffe ins Blut gelangen. Sie vergiften selbst das Hirn und das Nervensystem und führen zu Depressionen und Verwirrung. Es kommt auch zu einer Schwächung des Herzens, wir fühlen uns insgesamt schwach und lustlos.

Die Vergiftung der Lunge führt zu schlechtem Atem. Durch die Vergiftung der Verdauungsorgane fühlen wir uns aufgedunsen und bekümmert. Die Vergiftung im Blut läßt die Haut grau und ungesund erscheinen. Kurzum: Jedes Organ des menschlichen Körpers wird vergiftet, wir fühlen uns krank, altern viel schneller und sehen auch alt aus. Die Gelenke sind steif und bereiten Schmerzen. Nervenentzündungen, trübe Augen und ein schwerfälliges Gehirn nehmen uns in Besitz. Alle Lebenslust ist dann verflogen.

Mehr und mehr wird klar, wie gefährlich wir tatsächlich leben, wenn wir unbeherrscht essen. Jeder von uns sollte die Ernährung sehr viel ernster nehmen und erkennen, daß der Zweck des Essens nicht in erster Linie im Genuß des guten Geschmacks liegt, sondern im Erhalt der Gesundheit.

17 Was sich gut mit wem verträgt

Die Nahrung, die wir zu uns nehmen, muß verdaut werden. Verdauung aber ist ein äußerst komplizierter Vorgang, der nur effektiv funktioniert, wenn er richtig abgestimmt ist.

Fisch und Frucht verstehn sich nicht

Richtige Kombination der Nahrungsmittel, das ist ein ehernes Gesetz. Sehen wir uns ein Beispiel an: Sie essen Fisch, der von der Galle zu verdauen ist. Dann essen Sie eine Frucht, deren Verdauung durch die Bauchspeicheldrüse stattfindet. Zum Schluß trinken Sie noch ein Glas Wasser. Was passiert nun?
Im Normalfall dauert es 20 Minuten, bis eine Frucht verdaut ist und vom Magen aus weiter in den Darm transportiert wird. In unserem Beispiel ist das aber nicht möglich – und zwar aus folgenden Gründen:

● Der Fisch bleibt vier bis fünf Stunden im Magen, bis er völlig verdaut ist. Die Frucht kann aber so lange nicht warten, sie beginnt zu faulen.

● Der Fisch hat mittlerweile die Gallenfunktion angeregt. Die ist aber nutzlos für die Frucht – und in diesem Fall nun auch für den Fisch.

● Die Frucht nämlich, die den Magen an zweiter Stelle erreichte, regt die Bauchspeicheldrüse an. Die kann aber wiederum die Frucht nicht verdauen, da die bereits vorher angeregte Gallenfunktion dieses verhindert.

● Gallen- und Verdauungssaft der Bauchspeicheldrüse mischen sich nicht gut, da sie aus verschiedenen Grundsubstanzen bestehen.

● Die Frucht wird den Fisch ebenfalls zur Fäulnis bringen. Kurzum: Es herrscht das totale Chaos!

• Und nun kommt noch das am Ende der Mahlzeit getrunkene Glas Wasser hinzu. Es ruiniert die Verdauung endgültig, da es die Verdauungssäfte auch noch verdünnt. Es kommt zu einer verstärkten Absonderung von Verdauungssäften, was häufig den Ursprung für vielerlei Krankheiten bildet.

Selbstmord mit der Nahrung

Die Zerstörung der Nahrung schreitet, wie eben beschrieben, voran. Es wird kein gesundes Blut mehr produziert, im Körper sammelt sich mehr und mehr vergiftetes, totes Blut. Totes Blut aber kann auch nichts anderes als tote Zellen erzeugen. Tote Zellen führen zu totem Gewebe. Totes Gewebe bildet tote Organe. Tote Organe bedeuten Tod!
Unwillentlich haben wir somit Selbstmord begangen. Es gilt das Naturgesetz: »Wenn wir unsere Nahrung töten, tötet sie uns!«
Wir geben eine Menge Geld aus für das, was wir essen und trinken. Anschließend gehen wir her und zerstören es in unserem Magen. Das kann doch nicht der Sinn und Zweck des Essens sein! Nahrungsaufnahme soll dazu dienen, unser Leben zu erhalten, nicht es durch Krankheiten aller Art zu belasten.
Wenn wir immer nur dem Gedanken folgen »Wie wird das wohl schmecken?« – dann sind wir weit entfernt von dem Ur-Gedanken »Nahrung dient dem Erhalt unseres Lebens«. Dann buchen wir uns ein frühes Ticket für den Friedhof. Die Amerikaner pflegen es drastisch auszudrücken: »Wir graben uns mit den eigenen Gabeln unser Grab.«

Auf die richtige Kombination kommt es an

Was paßt denn nun zusammen? Was können wir unbedenklich miteinander kombinieren, was sollten wir besser getrennt essen?
Hier eine kleine Aufstellung von idealen Nahrungsmittel-

kombinationen, die dafür Sorge tragen, daß die Säure-
Basen-Balance im Körper erhalten bleibt:

Nahrungsmittel	passend	unpassend
Gemüse	**Eiweißprodukte –** Fleisch, Fisch, Eier, Käse **Stärkeprodukte –** Kartoffeln, Nudeln, Reis, Getreide **Öle**	Früchte, Milch, Joghurt, Zucker, Nüsse
Fleisch / Fisch	**Alle Gemüsesorten –** roh oder gekocht (nicht in Öl gebraten)	Früchte, Nüsse, Zucker, Stärke- und Eiweißprodukte – v. a. Eier, Käse, Milch, Joghurt
Süße Früchte (verschiedene Sorten)	**Alle Milchprodukte –** Joghurt, Quark, Rahm, Milch, Käse	Saure Früchte, Stärkeprodukte – Nudeln, Kartoffeln, Reis, Getreide, Brot, Eiweißprodukte – Fleisch, Fisch, Käse, Eier
Saure Früchte (eine Sorte)	**Alle Arten von ungesalzenen Nüssen**	Kombination verschiedener saurer Früchte, Stärkeprodukte – Nudeln, Kartoffeln, Reis, Getreide, Brot und Kuchen, Eiweißprodukte – Fleisch, Fisch, Käse, Eier
Nüsse	**Alle Arten von sauren Früchten**	Milchprodukte, Stärke- und Eiweißprodukte, Öle, Fette
Milch	**Am besten nicht in Kombination mit anderen Nahrungsmitteln;** wenn, dann süße Früchte und Stärkeprodukte	Eiweißprodukte – Fleisch, Fisch, Eier, Käse, Gemüse, Fette, Nüsse
Stärkeprodukte (Kartoffeln, Nudeln, Reis,Getreide)	**Alle Gemüsesorten**	Früchte, Marmelade, Eiweißprodukte
Öle, Fette	**Stärkeprodukte, alle Gemüsesorten**	Eiweißprodukte, Früchte

18 Fest oder flüssig – das ist die Frage

Bei Übersäuerung durch falsche Ernährung zieht sich die Zellstruktur zusammen. Die Zellatmung wird dadurch gestört. Nahrungsaufnahme und -abgabe werden beeinträchtigt. Das bedeutet: Die Gefäße ziehen sich zusammen, die gesamte Durchblutung verschlechtert sich. Das Blut fließt langsamer und zäher, die Viskosität ist schlechter. Davon sind nun alle Körperfunktionen betroffen. Zum Beispiel kann aufgrund einer Übersäuerung die Hormonproduktion bei der Frau so reduziert werden, daß es für den monatlichen Eisprung nicht mehr ausreicht.

Das beste Verhältnis zwischen Essen und Trinken

Nahrung besteht aus Essen und aus Trinken. Wir sollten nur wissen: Wie lautet des bestmögliche Verhältnis?
Es gibt eine Menge Theorien zu diesem Thema. Die meisten von ihnen basieren nicht auf Naturgesetzen und müssen deshalb nicht weiter ernstgenommen werden. Das beste, sehr logische Verhältnis zwischen festen und flüssigen Nahrungsmitteln kann anhand der folgenden Beispiele demonstriert werden:
Unsere Erde besteht zu 70 Prozent aus Wasser und zu 30 Prozent aus trockenem Land.
Der menschliche Körper besteht zu zirka 70 Prozent aus Wasser und zu 30 Prozent aus festen Elementen.
Aus diesen Gründen können wir davon ausgehen, daß auch unsere Nahrung zu 70 Prozent aus flüssigen und zu 30 Prozent aus festen Bestandteilen zusammengesetzt sein sollte.

So läßt sich sogar Krebs verhindern

Es ist sehr eindeutig, daß viele Probleme wie zum Beispiel Übersäuerung, Pilzinfektionen und auch chronische Erkrankungen – selbst Krebs – gar nicht entstehen könnten, wenn der Körper in ausreichendem Maße Flüssigkeit aufnähme.

Wie wir wissen, sind im menschlichen Organismus durchaus Krebszellen vorhanden. Werden diese jedoch nicht aktiviert, beispielsweise durch falsches Trinken, kommt die Krankheit gar nicht erst zum Ausbruch. Krebs benötigt nämlich zum Gedeihen und Überleben ein saures Milieu. In einem basischen Umfeld kann er sich nicht entwickeln – so wie der Karpfen nicht im Meer leben kann und der Haifisch nicht in einem Süßwassersee.

Indem man durch die Aufnahme gesunden Wassers das saure Milieu neutralisiert, entzieht man dem Krebs seine Überlebensmöglichkeiten. Zu diesem Prozeß gehört übrigens auch das Ausschließen saurer Gedanken.

Nehmen wir einmal an, wir äßen etwas zu Saures, würden ansonsten aber unsere Diät von 70 Prozent flüssiger und 30 Prozent fester Nahrung einhalten, so würde nicht sehr viel Nachteiliges passieren. Denn: Flüssigkeitsreserven sind imstande, einen solchen Fehler zu kompensieren. Lediglich ein kurzes Unwohlsein wäre wohl die Folge. Sollte jedoch die nötige Flüssigkeitsmenge im Körper fehlen, so kann übersäuertes Essen durchaus gefährlich werden. Denn es entsteht dann sofort eine Übersäuerung des Blutes, und diese ist, wie wir gesehen haben, die Hauptursache der meisten Erkrankungen.

Die 70 Prozent flüssige Nahrung können in Form von Tees, Suppen, Früchten und Gemüsen sowie als Mineralwasser ohne (!) Kohlensäure aufgenommen werden. Von säurehaltigen, sprudelnden Getränken ist dagegen abzuraten, da auch sie wieder zu einer Übersäuerung führen.

Ganz wichtig ist, daß die flüssige Nahrung vor der festen

eingenommen wird. Die flüssigen Bestandteile werden erheblich schneller verdaut und reinigen zudem Magen und Darm.

Der Löwe weiß, was richtig ist

An dieses Naturgesetz hält sich sogar ein Löwe, der König der Tiere. Hat er ein Opfer gefunden, so trinkt er zunächst das Blut. Dann frißt er die Eingeweide, um Chlorophyll, Vitamine und Enzyme frisch zu erhalten. Anschließend konsumiert er die weicheren Organe wie zum Beispiel Lunge und Herz. Und erst zum Schluß verspeist er die festen Teile der Beute.

So wie unser Universum aus Gas, Flüssigkeit und festen Bestandteilen entstanden ist, so sollte auch unsere Nahrungsaufnahme in dieser Reihenfolge stattfinden.

Die einzelnen Schritte:

• Bewegen Sie sich, damit Ihnen genügend Sauerstoff für die Verdauung zur Verfügung steht.

• Trinken Sie etwas, um die Verdauungsorgane auf die feste Nahrung vorzubereiten.

• Essen Sie ein paar Früchte. Nachdem diese verdaut sind und in den Dünndarm weitergegeben wurden – was in etwa 20 Minuten dauert –, können Sie anschließend die feste Nahrung zu sich nehmen.

Während Sie diese essen, sollten Sie keine Flüssigkeit trinken, um die Verdauungssäfte nicht zu verdünnen und damit ihre Wirkung einzuschränken. Das gilt auch noch für einen Zeitraum von zirka ein bis zwei Stunden nach Beendigung der Mahlzeit.

Noch eine Faustregel zur Verweildauer von Nahrungsmitteln im gesunden Magen:

• Obst (außer Bananen): zirka 20 bis 30 Minuten;

• Kohlehydrate und Stärke (inklusive Bananen): zirka zwei bis drei Stunden;

• Eiweiß und Fette: zirka fünf bis sechs Stunden.

19 Was steckt wo drin?

Patienten mit einem hohen Säurepegel sollten grundsätzlich die folgenden drei Nahrungsmittelgruppen vermeiden:

• Milchsäure: Sie ist enthalten in Joghurt, Buttermilch, Sauerkraut, Sauerteigbrot etc. Zweifach schädlich sind Sauermilchprodukte, da sie mit erhitzter Milch produziert werden und diese Milch sowieso schon säurehaltig ist.

• Fruchtsäure: enthalten in allen unreifen Früchten, speziell auch in Zitrusfrüchten wie Orangen und Pampelmusen (nicht in Zitronen, die wirken basenbildend) und Äpfeln.

• Konservierungssäuren: zu finden in Essig, Apfelessig, Vitamin C, gepökelten Nahrungsmitteln, Schwefelsäure.

Grundvoraussetzung für die Wiederherstellung des Säure-Basen-Gleichgewichts ist der Verzehr von biologisch angebauten Nahrungsmitteln.

Normal macht nicht vital

Eine Regel, die wir uns alle merken sollten: Durch »normale« Nahrung erhält der Mensch 80 Prozent weniger Vitalität als bei bewußter und gezielter Auswahl dessen, was er zu sich nimmt. Wenn wir gesund bleiben möchten, halten wir uns am besten an die folgenden Ratschläge.

Erlaubt sind:

• Basische Tees: Fencheltee, Nesseltee, Lindenblütentee, Anistee, Löwenzahntee, Birkenblättertee, Brombeerblütentee, Salbei, Thymian- und Weißdorntee. Alle diese Tees haben auch eine spezielle medizinische Wirkung. Daher sollten Sie sich nicht auf eine oder zwei Sorten beschränken.

- Eier: nicht mehr als ein bis zwei Eier pro Woche und nur Ware von biologischen Hühnerfarmen. Eier sollten grundsätzlich nicht älter sein als zehn Tage. Am wertvollsten sind drei Tage alte.
- Milch: nur Rohmilch aus biologischer Haltung ohne Antibiotika-Gabe. Rohmilch sollte nicht erhitzt werden, sondern grundsätzlich ungekocht als Nahrungsmittelbeigabe Verwendung finden. Keine pasteurisierte Milch verwenden!
- Früchte: nur reife Früchte – und nur aus biologischem Anbau essen. Zum Beispiel rote Äpfel, Bananen, Birnen, Pflaumen, Aprikosen, Melonen.

Wenn Sie gesund bleiben möchten, sind die folgenden Früchte nur in Maßen erlaubt: alle Zitrusgewächse einschließlich Zitronen, saure Sorten wie Rhabarber, Wildkirschen, saure Äpfel, Stachelbeeren, Rosinen.

- Gemüse: Fenchel-Knolle, Karotten, Zucchini, rote Bete, Sellerie (nur gekocht, gedämpft oder gebacken). Sehr gesund sind Kürbis und grüne Bohnen. Bei Paprika der rote, grüner enthält zuviel Säure.
- Fleisch: Lamm (organisches Fleisch und Wurst).
- Fisch: zum Beispiel Forelle, Steinbutt, Kabeljau.
- Käse: Essen Sie lieber nur wenig Käse, da dieser sehr säurehaltig ist. Am empfehlenswertesten sind die Sorten aus Rohmilch: Ziegenkäse, Emmentaler, Greyerzer, Schafsmilchkäse.
- Brot: Am wertvollsten und gesündesten sind Brotsorten aus einer einzigen Sorte Getreide und aus natürlichem Anbau (Getreide soll nicht gemischt werden!). Mit Sauerteig gebackenes Brot enthält zehnmal mehr Säure als Hefebrot und empfiehlt sich daher nicht für empfindliche Mägen. Ebenso ist Müsli aus rohem Getreide nur schwer verdaulich. Mais muß zunächst 20 Minuten gekocht werden und anschließend anderthalb Stunden stehen. Hafer-Müsli kann roh verzehrt werden, sollte aber vorher eine halbe Stunde lang eingeweicht sein.
- Salate: Zubereitung unbedingt ohne Essig und ohne Zi-

trone. Passende Gewürze sind frischer Knoblauch, frische oder getrocknete Kräuter, Kräutersalz, kaltgepreßtes Sonnenblumenöl, Leinsamen- oder Olivenöl. Distelöl ist weniger wertvoll und kann in größeren Mengen sogar schädlich sein. In den USA ist die Werbung für Distelöl aus diesem Grunde verboten.

Verboten – der Gesundheit zuliebe

Folgendes ist im Rahmen einer gesunden Ernährung grundsätzlich nicht erlaubt:

• Früchte und Tomaten, die unreif geerntet wurden und im Lager nachgereift sind. Im Gegensatz dazu sind Tomaten am Stiel sehr gesund für kranke Menschen.

• Alle gekauften Säfte: Fruchtsäfte (Ausnahme reif und frisch gepreßt), Limonade, Coca-Cola.

• Alle giftigen Getränke: Kaffee, Schwarztee, Kakao, Alkohol.

• Zigaretten und Zigarren.

• Raffinierter Zucker, ebenso Fruchtzucker (weil heutzutage aus Monokulturen und meist stark mit Pestiziden belastet) und Süßstoff.

• Alle Lebensmittel, die aus raffiniertem Mehl hergestellt werden.

• Margarine, da es sich um ein totes, raffiniertes Fett handelt.

• Diverse Brotsorten: alle Sauerteig-Brote, Fünf-Korn-Brot, Müsli aus rohem Getreide.

• Einige Früchte- und Kräutertees: Alle säurehaltigen Sorten wie Malventee, Apfeltee, bei sensiblem Magen vor allem auch Pfefferminztee. Bei täglichem Genuß kann sogar Kamillentee die Magenmembranen irritieren. Kamille ist eine Droge, im Falle einer Infektion zwar hilfreich, aber auch nur dann, wenn sie natürlich gewachsen ist. Kräuter, die künstlich gezüchtet werden, verlieren bis zu 80 Prozent ihrer Wirksamkeit!

Ihre erste Reaktion auf all diese Information könnte vielleicht ein Schock sein. Aber wenn Sie es schaffen, sich an diese Regeln zu halten, kann das für Ihr ganzes Leben Gesundheit und Vitalität bedeuten.

Nahrung als Medizin

Lassen Sie uns diesem Kapitel eine kleine Geschichte aus dem medizinischen Alltag vorausschicken:

Ein Patient kam zu uns und klagte über permanenten Schnupfen und Erkältung, über starke Mund-Rachen-Verschleimung und einen unangenehmen nächtlichen Husten. Die Beschwerden dauerten bereits seit drei Jahren an, und bei den verschiedensten Untersuchungen hatte sich bisher keine Ursache herausgestellt.

Wir fragten den Mann nach seinen Ernährungsgewohnheiten.

Seine Antwort: »Ich esse gern Käse, Weißbrot und Nudeln und trinke viel Milch.«

Damit hatten wir die Erklärung: Milch, Milchprodukte, weißer Zucker und Mehl sind schleimproduzierende Lebensmittel.

Schon nach vier Wochen stellte sich durch das Weglassen dieser Produkte eine Normalisierung des Hals-Nasen-Rachen-Traktes ein.

Genauso können aber auch Lebensmittel, wenn man sie in größeren Mengen zu sich nimmt, eine Heilung fördern. Zum Beispiel hilft Ananas gegen großflächige Entzündungen und Verletzungen. Entzündungen schaffen nämlich eine Übersäuerung – Ananas reguliert diese mit Hilfe ihrer Enzyme und Spurenelemente.

Das Fazit zur optimalen Ernährung: die Produkte, die Krankheit auslösen können (siehe Seite 113), tunlichst weglassen. Es gibt schließlich eine ausreichende Anzahl an Früchten und Gemüsen, die dazu beitragen können, unsere Gesundheit stabil zu halten.

Von Ananas bis Zwiebel

In allen natürlichen Nahrungsmitteln stecken Heilkräfte, die wir für unsere Gesundheit nutzen können. Und oftmals läßt sich schon durch das Weglassen bestimmter anderer Produkte das körperliche Gleichgewicht‚ wiederherstellen. Im folgenden stellen wir Ihnen die wichtigsten Nahrungsmittel und ihren Wert für unsere Gesundheit vor.

• **Ananas:** Wir schätzen sie als eine der köstlichsten Früchte aus dem Orient. Sie enthält eine natürliche Hydrochlorid-Säure sowie Kupfer, Eisen, Magnesium, Kalzium und Phosphor. Die Ananas eignet sich besonders gut zum Abnehmen. Ihre Enzyme sind heilsam und nahrhaft zugleich. Ananas besitzt die Fähigkeit, Protein zu verdauen und einer Übersäuerung vorzubeugen. Sie ist die einzig bekannte Frucht, die in der Lage ist, die Nierenfunktionen zu normalisieren.

Ihre Enzyme sind bekannt für den Abbau fettiger Substanzen, sogar von Gallensteinen. Und abgestorbenes Gewebe wird von dem Enzym Bromelin verdaut, ohne das gesunde Gewebe mitzubelasten. Ananas ist auch gut geeignet zur Linderung von Halsschmerzen. Am besten läßt sich die Frucht kombinieren mit weißem Käse.

Indikation: Ödeme, Tumore, Halsschmerzen, Fettleibigkeit, Verstopfung, Kropf, Katarrh, Bluthochdruck und Arthritis.

Enthaltene Vitamine: B_1, B_2 und C.

• **Apfel:** Er sollte roh gegessen werden und nicht geschält, denn die Haut und das Gehäuse zählen zu den besten Nahrungsmitteln der Natur. Der Apfel wirkt als natürlicher Stimulator der Körperflüssigkeiten, ist Gesundheitsförderer und Krankheitskiller. Alles in allem dient der Apfel als Nahrungsmittel, Getränk, Tonikum, Medizin, Kosmetik und Gelenksregulator in einem. Der Apfel ist gewissermaßen als die »Frucht der Jugend« zu betrachten. Sie erweist sich als

ausgezeichneter Reiniger des Körpers und der Blutnähr-
stoffe.

Indikation: Verstopfung, Schwindel, Zystenbildung, Kopfschmerzen, Katarrh, Gallensteine, Rheuma, Würmer, Arthritis, Verdauungsstörungen, Akne, schlechte Zähne, wei-
cher Gaumen, Tuberkulose, Blutarmut und Nervosität.

Enthaltene Vitamine: B_2 und C.

• **Aubergine:** Essen Sie sie nicht frittiert. Sie ist wesentlich
einfacher zu verdauen, wenn sie roh oder als Auflauf mit
Käse verspeist wird.

Indikation: Koliken, Verstopfung, Nervosität und Magengeschwüre.

Enthaltene Vitamine: A und C.

• **Avocado:** Eine Frucht, die eine hohe Konzentration
an pflanzlichem Fett und an Proteinen enthält, ein köst-
liches und zudem sehr nährstoffreiches Nahrungsmittel. Zerkleinert und gemixt mit ein bißchen Käse oder
mit Tomatenscheiben ergibt die Avocado einen schmack-
haften Salat. Empfehlenswert zur Unterstützung bei
Bodybuilding, hilfreich aber auch für den lädierten Magen.

Indikation: Fehlernährung, Magengeschwüre, Verstopfung,
Nervosität, Hämorrhoiden, Schlaflosigkeit, Impotenz, Harn-
organe.

Enthaltene Vitamine: A und B_1.

• **Banane:** Sie ist nicht nur krumm, sondern auch äußerst
energiereich, damit eine Frucht, die speziell für körperlich
arbeitende Menschen geeignet ist. Bananen sind für Kinder
leicht zu verdauen. Allerdings müssen sie reif sein, sonst
belasten sie den Magen-Darm-Trakt.

Indikation: Durchfall, Lungeninfektionen, Fieber, Magenge-
schwüre- und Krämpfe. Die Haut der Innenoberfläche der
Banane kann als Auflage bei Verbrennungen und Verbrühungen helfen.

Enthaltene Vitamine: A, B_1, B_2 und C.

• **Birne:** Sie hat eine gute abführende Wirkung und ist

allgemein körperreinigend. Am besten sollte man diese Frucht morgens zum Frühstück essen.

Indikation: Katarrh, Kolik, Fettleibigkeit, Azidose, Hautirritationen, Verstopfung und Bluthochdruck.

Enthaltene Vitamine: B_1, B_2 und C.

• **Blumenkohl:** Essen Sie ihn so frisch wie möglich wegen seiner reichen Mineralien.

Indikation: Er wirkt blutreinigend und ist bei Asthma, Nieren- und Blasenproblemen sowie bei Verstopfungen empfehlenswert.

Enthaltene Vitamine: B_1, B_2, C und K.

• **Bohnen:** Hier haben wir gleich eine ganze Gruppe von verschiedenen Sorten vor uns. Frische Stangenbohnen sind vergleichbar mit frischem, grünem Blattgemüse, sie gelten als sehr nahrhaft.

Indikation: Rheuma, Nieren- und Blasenbeschwerden, Säure, Verstopfung.

Enthaltene Vitamine: A, B_1, B_2 und C.

Auch *Kidney-Bohnen* sind ein hochwertiges Nahrungsmittel.

Indikation: Untergewicht und Blutarmut.

Enthaltene Vitamine: A, B_1, B_2 und E.

Lima- und *Butter-Bohnen* sind geschätzt als besonders leicht verdaulich und sehr eisenhaltig.

Indikation: Blutarmut, Tuberkulose, Unterernährung, Fehlernährung und Ganzkörperaufbau.

Enthaltene Vitamine: B_1, B_2 und B_6.

Soja-Bohnen – dieses historische Nahrungsmittel ist sehr vielseitig wirksam und enthält ungewöhnlich viel Protein. Es handelt sich um eine der nährstoffreichsten Pflanzen, die wir kennen. Sie wird heute in vielen Produkten als pflanzliches Protein verwendet, denn Soja ist leicht verdaulich.

Indikation: Skorbut und AIDS, fördert auch Wachstum und Entwicklung bei Kindern. Geringe Mengen dürfen sogar von Diabetikern gegessen werden. Aufgrund seines Lecithins ist Soja sehr hilfreich bei Nervenschwäche und Gedächtnislücken.

Enthaltene Vitamine: A, B_1 und B_2.

Sojaöl enthält das u. a. für die Wundheilung wichtige Vitamin K.

- **Brot:** Versuchen Sie immer, natürliches Getreide, vorzugsweise ganzen Weizen zu bekommen. Ganz wichtig: ohne Konservierungsstoffe! Weizen- oder Vollkornbrot ist ein den Körper aufbauendes Nahrungsmittel, welches praktisch alle Elemente besitzt, die für das Wachstum sowie für eine optimale Ernährung wichtig sind. Richtiges Brot steckt voller Energien. Die meisten Menschen essen jedoch zu viel Brot, und die darin enthaltene Stärke führt dann häufig zu Verstopfung, zu Blähungen und zu »saurem Magen«. Kauen Sie das Brot sehr sorgfältig, bevor Sie es herunterschlucken, da die Verdauung sonst nicht vollständig erfolgen kann.

Indikation: angegriffene Zähne, Haare, Knochen und Nägel.

Roggenbrot ist ebenfalls wichtig für den Aufbau des Körpers – insbesondere für Muskeln, Haare, Nägel und gesunde Zähne. Es wird einfacher verdaut als *Weizenbrot*.

Enthaltene Vitamine: A, B_1, B_2, B_6 und E.

- **Butter:** Sie gilt als das beste tierische Fett, ist sehr wichtig zum Aufbau von Energie und Gewicht und gut verdaulich. Sie darf aber nur in Maßen gegessen werden. Bei Leber- oder Gallenproblemen sollte Butter und auch anderes tierisches Fett gar nicht verzehrt werden.

Indikation für süße Butter (äußerlich): Verbrennungen, Entzündungen und Augenschmerzen.

Enthaltene Vitamine: A, B_1, B_2, D und E.

- **Chicorée:** Die Wurzel kann als guter Kaffee-Ersatz genossen werden, wenn sie getrocknet und geröstet wird. Chicorée ist allgemein als Stärkungsmittel geschätzt.

Indikation: Schüttelfrost, Gicht, Nervosität, Nervenschwäche, Leberprobleme, schlechte Verdauung, Wassersucht, niedriger Blutdruck.

Enthaltene Vitamine: reich an Vitamin A.

• **Dattel:** Sie ist gut für die Muskeln und für den Körperaufbau. Trotzdem sollte diese Frucht sparsam gegessen werden, da sie schwer verdaulich ist und eine klebrige Masse erzeugt, die zu Verstopfungen, Blähungen und Fäulnis führen kann.

Indikation: geschwächte Zähne, Haare, Nägel, Muskeln.

Enthaltene Vitamine: A, B_1 und B_6.

• **Ei:** Es besteht aus konzentriertem Protein und ist wichtig für den Körper- und Knochenaufbau. Es sollten trotzdem nicht mehr als zwei Eier pro Woche verzehrt werden. Zu viele Eier führen zur Azidose und belasten die Leber. Sie erzeugen schlechtes Blut, starke Blähungen und faulen Stuhl.

Indikation: Impotenz, mangelnde Vitalität, niedriger Blutdruck, Anämie, Abmagerung und Basen-Überschuß.

Enthaltene Vitamine: A, B_1, B_2, B_6, D, E, F und K. Hinzu kommt Pantothen-Säure, ein Vitamin B-Komplex-Faktor.

Eigelb und *Eiweiß* haben verschiedene Wirkungen.

Indikation für das *Eigelb*: Es stärkt die Abwehrkräfte und erzeugt ein gutes Allgemeinbefinden, wenn es zu Orangensaft oder Grapefruitsaft gemischt und zwei- bis dreimal die Woche konsumiert wird.

Indikation für das *Eiweiß*: Impotenz, Magengeschwüre und Hautunreinheiten im Gesicht. Ebenfalls nützlich bei Vergiftungen durch Dichlorid, Kupfer, Hydrochlorid-Säure, Phenol, Blei und Zink.

Selbst die *Eierschalen* können in Nahrungsmitteln wie Suppe und Gemüse Verwendung finden, da sie sehr basisch wirken. Sie enthalten Kalzium.

• **Erbsen:** Sie enthalten viel Protein, und das ist wichtig für den Gesamtaufbau des Körpers.

Indikation: niedriger Blutdruck und Anämie. Außerdem ein sehr wirkungsvolles Mittel gegen Gastritis.

Enthaltene Vitamine: A, B und C.

• **Erdnüsse:** Essen Sie Erdnüsse grundsätzlich nur ungeröstet. Sie sind sehr hochwertig an Proteinen – enthalten zu zirka 26 Prozent – und gelten als ein grundlegendes, den Körper aufbauendes Nahrungsmittel. Da die Nüsse auch viel Fett enthalten, sollten sie nur sparsam verwendet werden.

Indikation: niedriger Blutdruck und schlechte Allgemeinverfassung, Nierenerkrankungen und Abmagerung.

Enthaltene Vitamine: B_1, B_2 und E.

Erdnußöl wird sehr häufig in asiatischen Ländern benutzt. Es ist reich an Panthothen-Säure.

• **Feige:** Sie bietet eine der besten Verdauungshilfen, die wir kennen, ist aber besser in frischem als in getrocknetem Zustand zu verzehren. Man verwendet sie gern als Süßigkeitenersatz für Kinder.

Indikation: niedriger Blutdruck, Verstopfung, Anämie, Kolik, Asthma, Katarrh, Rheuma, Wassersucht, Brustfellentzündung.

Feigensaft hilft zuverlässig bei Halsentzündungen, Husten und Geschwüren des Verdauungstraktes.

Enthaltene Vitamine: A, B_1 und B_2.

• **Ginseng:** Die Chinesen formten diesen Begriff aus zwei Worten, die Übersetzung ist gleichbedeutend mit »Menschen-Pflanze«. Oftmals sieht die Wurzel einem menschlichen Körper ähnlich. Seit über 5000 Jahren wird Ginseng von den Chinesen bei den verschiedenartigsten Erkrankungen eingesetzt. Männer über 40 nehmen Ginseng gegen die Abnahme ihrer sexuellen Leistungsstärke. Außerdem hilft Ginseng ihnen, die männliche Menopause, die bei westlichen Männern in diesem Alter sehr häufig vorkommt, zu vermeiden.

Die Chinesen sagen, daß der Ginseng das beste und potenteste Tonikum zur Erhaltung und Erneuerung schwindender Leistungsstärke und zur allgemeinen Verlängerung des Lebens sei. Man sagt, daß mit Hilfe von Ginseng Krankheiten durch den Aufbau allgemeiner Vitalität und Widerstandskraft überstanden würden. Betroffen sind da speziell die Endokrin-Drüsen, welche die grundlegenden physiologischen Prozesse (einschließlich des gesamten Stoffwechsels der Mineralien und Vitamine) kontrollieren.

Jahrhundertelange Erfahrungen haben die Chinesen davon überzeugt, daß Ginseng als ein Jungbrunnen für das gesamte Drüsensystem betrachtet werden darf. Sowjetische Wissenschaftler konnten beweisen, daß die Wurzel eine ganze Reihe von radioaktiven Teilchen besitzt und über die Fähigkeit verfügt, Wärme abzustrahlen.

Dr. Crile, ein amerikanischer Physiologe, bestätigte diese Forschungen. Er erarbeitete eine Studie über den menschlichen Körper, in der er ebenfalls feststellte: Bei Ginseng handelt es sich um einen Revitalisierer, welcher eine Reihe von radioaktiven Strahlen abgibt, die innerlich auf das gesamte Organsystem wirken. Diese Strahlungen sind zudem denen des menschlichen Körpers ähnlich.

Indikation: Ginseng stabilisiert Herz und Nervensystem und verstärkt die Wirkung der Hormone. Die Wurzel kann entweder in rohem Zustand zu sich genommen werden oder in Form von Tee.

Enthaltene Vitamine: alle.

• **Grapefruit:** Die Frucht enthält natürliches Chinin. Sie wirkt als Antiseptikum für äußere Wunden und kann als Stabilisator bei Fettleibigkeit dienen.

Indikation: Malaria, Fieber, Bluthochdruck, Verdauungsbeschwerden, Lungenentzündung, Gallenleiden.

Enthaltene Vitamine: viel Vitamin C.

• **Grüner Salat:** Er gilt als großer Chlorophyll-Spender, enthält Eisen und ist sehr basisch. Da er gewöhnlich roh gegessen wird, ist er eine gute Quelle natürlicher Vitamine und Mineralstoffe.

Indikation: Anämie, Verstopfung, Schlaflosigkeit, Nervosität, Fettleibigkeit, Gicht und Krankheiten des Harntraktes. Mildes Diuretikum (harntreibend).

Enthaltene Vitamine: B_1, B_2, C und E.

• **Guave:** Hier handelt es sich um eine tropische Frucht. Sie ist heutzutage auch bei uns frisch zu kaufen, da sie aus den

Tropen direkt eingeflogen wird. Guaven werden zur Herstellung von Marmeladen verwendet und verfügen über eine pektinähnliche Substanz (wie Äpfel). Das Fleisch der Zitronen-Guave ist süßer und schmackhafter als das der roten Guave.

Indikation: Azidose, Verdauungsstörungen, Fettleibigkeit und Durchfall.

Enthaltene Vitamine: alle.

● **Gurke:** Menschen, die in der Wüste oder an anderen heißen oder trockenen Orten wohnen, sollten vermehrt Gurken – gemeint ist die Salatgurke – essen. Sie sind das Nahrungsmittel, das am meisten kühlt. Außerdem eignet sich Gurke auch ausgezeichnet für Gesichtsmasken zur Auffrischung des Teints.

Indikation: Fieber, Verstopfung, Parodontitis, Akne, Geschwüre, Hautirritationen, Bluthochdruck, Nervosität, Epilepsie, Rheuma, Fettleibigkeit, Azidose, auch nutzbar als mildes Abführmittel.

Gurkensaft ist hilfreich bei Magengeschwüren, Blasen- und Nierenentzündungen.

Enthaltene Vitamine: B_1 und C.

● **Hirse:** Sie besitzt wenig Stärke, ist daher ein guter Ersatz für Getreide und insbesondere für diejenigen zu empfehlen, die zu Fettleibigkeit neigen.

Indikation: Verstopfung. Gut einsetzbar für wertvolle niedrigdosierte Stärkediäten.

Enthaltene Vitamine: B und C.

● **Honig:** Er ist zugleich Heilmittel und Nahrungsmittel. Er gilt als ausgezeichnete Verdauungshilfe. Folgende Mineralien lassen sich In ihm nachweisen: Kalzium, Phosphor, Sodium, Magnesium, Silikon, Kalium u. a. Honig ist sehr stark basisch und gut verdaulich. Seine Säure hat Ähnlichkeit mit der Fruchtsäure.

Als Medizin bietet Honig hervorragende Heilwirkstoffe. Er besitzt Eigenschaften, die den Alterungsprozeß verzögern, und wirkt erfolgreich gegen Kalziummangel, Rheuma,

Arthritis, Erhöhung der Hämoglobinwerte. Er dient als mildes Abführmittel, hilft bei Nieren- und Leberbeschwerden sowie bei Verdauungs- und Atemwegsproblemen. Er fördert den Oxidationsvorgang, gibt schnell Energie, ist leicht harntreibend.

Weitere Indikation: Anämie, Bronchitis, Asthma, Halsschmerzen, Husten, Abmagerung, Kreislaufstörungen, niedriger Blutdruck, nervöse Erschöpfungszustände, Katarrh, Alkoholismus (wenn das Verlangen nach Alkohol kommt, einfach einen Löffel Honig einnehmen) und Brustfellentzündung.

Honig ist auch äußerlich anwendbar bei Geschwüren. Er zerstört und heilt bakterielle Herde. Deutsche Forscher haben zudem herausgefunden, daß Heuschnupfen durch das Essen von Honig gelindert werden kann, wenn er die gleichen Pollen enthält, auf die man allergisch reagiert.

Enthaltene Vitamine: alle, insbesondere die des Vitamin-B-Komplexes und Vitamin C. Zusätzlich eine hohe Anzahl verschiedener Mineralien.

Honigpollen werden von den Bienen in ihren Stöcken gelagert und sind meistens der Bienenkönigin vorbehalten. Man sagt, Honigpollen seien »Ambrosia«, also der »Nektar Gottes«. Pollen sind die männlichen Keimzellen der Pflanzenwelt. Analysen haben gezeigt, daß es sich dabei um das reichhaltigste und kompletteste Nahrungsmittel überhaupt handelt.

Honigpollen enthalten 20 Prozent Protein sowie eine hohe Anzahl von Enzymen, Vitaminen und Mineralien. Sie stimulieren die Aktivitäten der Drüsen und haben verjüngende Eigenschaften.

Indikation: Prostataprobleme, Hämorrhoiden, genereller Wirkstoff bei Darmproblemen (wirkt der Verwesung im Darm entgegen). Angebracht auch bei Heuschnupfen, Alterserscheinungen, Nervenschwäche, Bronchitis, Asthma, Multipler Sklerose, Magengeschwüren und Arthritis.

Enthaltene Vitamine: alle wasserlöslichen, mit Ausnahme von B_{12}.

- **Käse:** Hüttenkäse ist ein leicht verdauliches, körperaufbauendes Protein und reich an Kalzium.

Amerikanischer, Schweizer und konservierter Käse beinhaltet viel körperaufbauendes Protein, sollte aber nur in Maßen verzehrt werden. Nichtpasteurisiert und in natürlichem Zustand gegessen sind sein Geschmack und seine Effektivität unschlagbar: eine großartige Proteinquelle.

Indikation: Koliken, Magengeschwüre und starke Abmagerung. Hilft außerdem, Zähne und Knochen aufzubauen.

Enthaltene Vitamine: A, B_1 und B_2.

- **Karotte:** Für allerbeste Ergebnisse ißt man sie vorzugsweise roh – und mengenmäßig so viel wie möglich. Karotten haben einen sehr hohen Anteil an heilenden Wirkstoffen. Sie sind sehr wichtig für die Augen und gegen Nachtblindheit, bewirken schöne Haare und Nägel.

Indikation: Fettleibigkeit, Blutvergiftung, Blutarmut, Verstopfung, Asthma, Hautprobleme, Schwierigkeiten mit den Zähnen, Schlaflosigkeit, Bluthochdruck, Nervenschwäche, Tuberkulose, Nieren- und Blasenentzündungen, Koliken, Katarrh, Wassersucht.

Enthaltene Vitamine: A, B_1, B_2 und C in großen Mengen.

Auch die Karotten-*Stengel* sollten verzehrt werden. Sie enthalten eine große Menge Chlorophyll und Eisen, was wiederum Haaren und Zähnen zugute kommt.

- **Kartoffel:** Ein Gemüse, das sehr reichhaltig ist an Kalium, speziell in der Schale. Bei Erkältungen, Katarrh und Übersäuerung des Körpers kann die Schale für eine kaliumhaltige Brühe verwendet werden. Die Kartoffelschalen einfach mit ein wenig Wasser für zirka 30 Minuten köcheln lassen, anschließend die Brühe trinken. Die Flüssigkeit kann auch mit ein bißchen Milch oder mit Selleriesaft abgeschmeckt werden. Diese warmen Brühen bringen auch Erleichterung bei Verspannungen.

Eine gebackene Kartoffel ist sehr gesund und leicht verdaulich. Neue Forschungen haben gezeigt, daß sie sehr viel wertvolles Protein enthält und magenreinigend wirkt. Auch Nikotinsäure ist Bestandteil der Kartoffel.

Indikation: Rohe Kartoffeln, geschnitzelt oder gerieben, ergeben einen guten Umschlag für wunde Augen, Verbrühungen, Karbunkel und Neuralgien. Nur im letzten Fall sollte der Umschlag heiß angewendet werden. Eine weitere Anwendungsmöglichkeit bei Verbrennungen: Legen Sie die kalte und gestampfte Kartoffel direkt auf die Brandwunde.

Enthaltene Vitamine: B_1, B_2 und C.

Die *Süße Kartoffel* ist hierzulande weniger bekannt als zum Beispiel in Südamerika. Sie hat eine rötliche Färbung und kann mit der Schale gegessen werden – es sei denn, man leidet unter Magenbeschwerden. Bei Koliken sollte man die Süße Kartoffel gestampft verwenden.

Indikation: Magengeschwüre, Kreislaufschwäche, niedriger Blutdruck und Koliken.

Enthaltene Vitamine: A, B_1, B_2 und C.

• **Knoblauch:** Er ist eines der wunderbarsten Heilmittel der Natur. Seit Jahrhunderten wird er benutzt bei Verdauungsschwierigkeiten, Blähungen, Würmern, Infektionen der Atemwege, Hauterkrankungen, Wunden, Alterungserscheinungen.

Hippokrates klassifizierte den Knoblauch als harntreibend und als Abführmittel. Die Knolle ist auch erfolgreich bei Darmverwesung. Albert Schweitzer nutzte sie gegen Typhus und gegen Cholera. Während des Zweiten Weltkrieges verwendeten die Briten Knoblauch zur Desinfektion der Wunden bei ihren Soldaten. Unter den vielen Behandelten gab es nicht einen Fall, in dem es zur Entzündung gekommen wäre. In Rußland ist Knoblauch in der Medizin dermaßen populär, daß man ihn als das »russische Penicillin« bezeichnet.

Indikation: Bluthochdruck, Tuberkulose, Erkältungen und Katarrh. Essen Sie ihn nach Möglichkeit roh und erfrischen Sie anschließend Ihren Atem mit Petersilie, Minze oder mit

Orangenschalen. Knoblauch ist ein Drüsen-Regulator, hilft gegen Arterienverkalkung, Fehlfunktionen der Schilddrüse, fördert die Ausscheidung und Lösung von Schleim und wirkt antimykotisch. Als Maske kann er erfolgreich eingesetzt werden gegen Pickel, Beulen, Abszesse und andere Hauterkrankungen.

Enthaltene Vitamine: A, C und E.

• **Kohl:** Essen Sie ihn vorwiegend roh, denn gekochter Kohl kann zu Blähungen führen. Am besten ist es, den Kohlkopf zu schnitzeln oder zu raspeln und ihn zu Krautsalat zu verarbeiten. Geriebener Kohl mit rohen, geschnitzelten Äpfeln ergibt einen ausgezeichneten Salat. Die Blätter des Kohls können auch anstelle von Brot für ein »brotloses Sandwich« benutzt werden. Einfach mit Erdnußbutter oder mit anderer Nußbutter bestreichen – oder aber auch mit Avocado oder anderem natürlichen Aufstrich essen.

Indikation: schwache Augen, Asthma, Vergiftungen, Hautirritationen, ungesunde Gesichtsfarbe.

Frischer und roher *Kohlsaft* ist ein exzellenter »Reiniger« und muskelbildend, wertvoll auch für Zähne, Knochen, Haare und Nägel.

Enthaltene Vitamine: A, C, E und K.

• **Kokosnuß:** Sie wird gepriesen als ein wunderbares Naturheilmittel. Die Kokosnuß-Palme ist der wertvollste Baum auf der Erde. Da sie direkt an den Stränden zum Meer hin wächst, sind ihre Wurzeln stets in Verbindung mit dem organischen Meerwasser, das chemisch betrachtet dem menschlichen Blut gleichkommt. Kokosnüsse erhalten organisches Jod, sind daher sehr förderlich für den Körperaufbau, wenn man die Nuß ordentlich kaut.

Indikation: Heilung offener Wunden, Verstopfung, starke Abmagerung, Bandwürmer und andere Würmer, Kropf, Ruhr.

Das *Fleisch* der Kokosnuß kann als direkter Umschlag bei

offenen Wunden benutzt werden. Von den Ureinwohnern Borneos wird es zum Herausziehen giftiger Substanzen aus dem Körper verwendet.

Enthaltene Vitamine: A, B_1 und D.

Kokosnußmilch kann in vielen Formen verwendet werden. Ähnlich wie Kuhmilch hilft sie bei Halsschmerzen, Magengeschwüren und Gastritis, Fieber und Erschöpfung.

Kokosnußöl wirkt lindernd und heilend auf offene Wunden, Sonnenbrand und andere Verbrennungen. Es ist auch empfehlenswert für Gesichtsmassagen, in Verbindung mit einem Ei wirkt es reinigend und faltenglättend. Selbst als Frisierhilfe für das Haar läßt es sich einsetzen.

Kokosnußbutter ist ein leicht verdauliches Fett. Es ist die Basis der Öl-Margarinen, die kommerziell hergestellt und der Butter aus Kuhmilch in vielen Fällen vorgezogen werden, da Milchkühe heute zu viele Gifte aufnehmen, die sich in ihrem Blut und dann über die Nahrungskette auch im menschlichen Blut anreichern.

• **Krabben und Hummer:** Hier handelt es sich um eine reichhaltige, aber auch schwere Nahrung, die nur langsam zu verdauen ist. Essen Sie Schalentiere daher lieber sparsam.

Indikation: Impotenz, Kropf und andere drüsenbedingte Krankheiten.

Es handelt sich hierbei um jodierte Nahrungsmittel, deren Substanzen sich Vegetarier auch über den Verzehr von Seetang holen können.

Enthaltene Vitamine: B_1, B_2, C und D.

• **Kürbiskerne:** Die Kerne des Kürbisses üben eine vitalisierende Wirkung auf die Vorsteherdrüse aus. Wenn sie nicht richtig funktioniert, vergrößert sie sich und versucht so, den (altersbedingten) Mangel an Hormonen auszugleichen. Kürbiskerne helfen, die Funktion im normalen Rahmen zu halten und damit eine Vergrößerung zu verhindern. In Ländern, in denen die Männer Kürbiskerne im Laufe ihres Lebens in großen Mengen verzehren, gibt es erwiesenermaßen fast keine Patienten mit Prostatabeschwerden.

Indikation: Harnprobleme, Bandwürmer und generell Prostatabeschwerden.

Enthaltene Vitamine: A, B_1 und C.

• **Limone:** Ihre Wirkung ist ähnlich wie die der Zitrone. Sie ist sehr nützlich als Antiseptikum.

Indikation: Skorbut, Blutarmut und Arthritis.

Enthaltene Vitamine: reichlich Vitamin C.

• **Linsen:** Es handelt sich um ein sehr nahrhaftes Nahrungsmittel, reich an vitalen Mineralien. Linsensuppe gegen Geschwüre im Verdauungstrakt fördert deren Heilung.

Indikation: Anämie, Unterernährung und niedriger Blutdruck.

Enthaltene Vitamine: A, B_1, B_2.

• **Mandeln:** Sie gelten als die ideale Hirn- und Nervennahrung. Am besten nimmt man sie zusammen mit Früchten zu sich. Sie wirken auch muskelaufbauend, da sie bis zu 26 Prozent Proteine besitzen. Mandeln und andere Nußsorten empfehlen sich nicht bei Entzündungen oder Stauungen in der Leber.

Indikation: Harnprobleme, gut für Knochen und Zähne, bei starker Abmagerung und für Stillende.

Enthaltene Vitamine: A und B_1.

• **Mango:** Diese köstliche tropische Frucht ist nicht nur wohlschmeckend, sondern auch hilfreich bei verschiedenen Beschwerden.

Indikation: Erkrankungen der Atemwege, Nierenentzündungen, Azidose, Fieber, Verdauungsstörungen, Zystitis und verstopfte Poren.

Enthaltene Vitamine: A, B_1, C und E.

• **Melone:** Ein ideales Nahrungsmittel für den Sommer, denn sie kühlt und regt zum Schwitzen an. Melonen sollten stets ohne andere Beigaben gegessen werden.

Indikation: Rheuma, Arthritis, Fettleibigkeit, Ruhr, Verdau-

ungsstörungen, Nieren- und Blasenprobleme, Verstopfung, schlechter Teint, Bluthochdruck, schlechte Blutwerte.
Enthaltene Vitamine: A und C.

- **Milch:** Heutzutage gibt es sehr große Unterschiede zwischen Rohmilch oder Vorzugsmilch und der pasteurisierten Milch.

Rohmilch ist organisch, pasteurisierte Milch wurde durch Entkeimung unorganisch gemacht.

Wenn Sie heute Milch trinken, dann sollten Sie versuchen, Roh- oder Vorzugsmilch zu bekommen – oder auch Ziegenmilch. Diese wurde auf natürliche Weise homogenisiert und unterliegt nicht der Pasteurisierung.

Milch kann durchaus negative Auswirkungen haben. Sie erzeugt Schleim, führt bei den meisten Erwachsenen zu Verstopfungen und verschlimmert bestehende Katarrhe.

Sicherlich gibt es aber bei der Verwendung von Milch auch wieder Ausnahmen.

Indikation: Magenkrebs, entzündeter Dickdarm oder Ruhr. Auch Augenentzündungen können durch ein Bad in kalter Milch gelindert werden. Und ein Tropfen Muttermilch in wunde oder entzündete Babyaugen kann Wunder wirken. Gurgeln mit warmer Milch ist bei Halsschmerzen sinnvoll.

Enthaltene Vitamine: alle – aber nur im Rohzustand.

Ziegenmilch ist besonders reichhaltig an Mineralien, leicht verdaulich und nicht so schleimerzeugend. Ziegenmilch gilt als sicherer Ersatz für Muttermilch, sie ist sehr basisch. Da sie Fluor enthält, kann sie Kinderzähne gut vor Karies schützen.

Indikation: Gastritis, Magengeschwüre, Nervosität, Rachitis, Durchfall, Verdauungsstörungen, Ekzeme.

Enthaltene Vitamine: A, B_1, C, D und E.

- **Nüsse:** Es gibt vielerlei Arten – Mandeln, Walnüsse, Haselnüsse, Cashew-Kerne, Erdnüsse, Pecan-Nüsse, Brasilianische Nüsse etc. Ihr Proteingehalt reicht von 20 bis 28 Prozent. Sie sind die nährstoffreichsten Nahrungsmittel, sollten nur sparsam gegessen und gut gekaut werden. Aufgrund des hohen Fettgehaltes haben viele Menschen Schwierigkeiten, sie zu verdauen. Sind Leber und andere Verdauungsorgane aber in guter Verfassung, dann dienen Nüsse optimal zum allgemeinen Körperaufbau.

Enthaltene Vitamine: A, B_1, B_2, B_6.

• **Oliven:** Heilsam sind nur die natürlich sonnengetrockneten, nicht die in Essig eingelegten. Die Olive ist reich an Kalium. Viele Menschen nehmen nicht genügend Kalium zu sich, da es sehr bitter schmeckt. Aus sonnengetrockneten Oliven können Sie sich einen Tee machen, indem Sie acht bis zehn Oliven in einem Topf mit Wasser zirka zehn Minuten ziehen lassen. Dies ergibt dann ein ausgezeichnetes Tonikum für Herz und Muskeln. Sie können die Oliven auch kauen und das Kalium durch den Speichel herauslösen. Lernen Sie Oliven zu mögen, nehmen Sie sie überall mit hin und kauen Sie sie bei jeder Gelegenheit.

Muskeln bauen sich durch Kalium, Kalzium, Phosphor und Jod auf, da diese Stoffe in den Muskeln selbst nicht enthalten sind. Kalium ist das wichtigste und heilende Element in den Oliven – so wie Sodium. Aufgrund der großen Muskelstrukturen in unserem Körper benötigen wir sehr viel Kalium. Dieses findet sich konzentriert in Oliven, aber ebenso in den meisten Grünpflanzen, in Salaten und Endivien.

Indikation: Leberbeschwerden, Herzbrennen, Abmagerung, Blähungen, Diabetes, schlechter Teint, Verstopfung, Malaria, Nervosität und Verdauungsstörungen.

Enthaltene Vitamine: A, E und F.

Olivenöl: Das beste ist grünes, kaltgepreßtes, aus erster Pressung. Seit Jahren wird Olivenöl von den Europäern als reichhaltiges Nahrungsmittel verwendet. Es ist ein gutverdauliches Pflanzenöl und dient als Gleitmittel für den Verdauungstrakt, sollte aber sparsam verwendet werden. Es empfiehlt sich, das Öl vier Stunden nach dem Abendessen einzunehmen, da es sonst von der Leber verarbeitet wird.

Indikation: Leberträgheit, Abmagerung, als Tonikum für den allgemeinen Körperaufbau. Äußerliche Anwendung möglich bei Verbrennungen, Hautirritationen, Entzündungen, in der Kosmetik und für die Haare.

Enthaltene Vitamine: A, E und F.

• **Orange:** Sie ist ein hervorragender Reiniger giftiger Abfälle im Körper. *Orangensaft* ist ein ausgezeichnetes Tonikum zum Frühstück. Aber Vorsicht: Wenn man zu viele Orangen ißt, kann es zu einem Ausschlag kommen. Nämlich dann, wenn der Organismus viele Gifte in sich trägt. Diese Reaktion zeigt dann eindeutig an, daß der Körper eine Reinigung benötigt, daß eine Fruchtdiät zu empfehlen wäre.

Verzichten sollte man auf Orangen bei Koliken, Geschwüren und Verdauungsstörungen.

Indikation: Fettleibigkeit, Asthma, Bronchitis, Tuberkulose, Katarrh, Leberträgheit, Lungenentzündung, Syphilis, Fieber, Rheuma, Arthritis, Bluthochdruck und Alkoholismus.

Enthaltene Vitamine: B_1, B_2 und C.

Orangenschalen: Angeblich sind sie sehr wirksam bei Augenproblemen wie Glaukom und grauer Star. Schälen Sie die Orange, legen Sie die Schale mit der weißen Seite über Nacht auf das Lid, fixieren Sie das ganze mit einem Pflaster oder Vergleichbarem. Falls Sie es ertragen können, versuchen Sie das gleiche mit der Außenseite der Orange. Wechseln Sie solange, bis Resultate erzielt werden.

Indikation: Orangenschalen helfen ebenso bei der Verdauung, wenn einige Minuten vor dem Essen ein kleines Stück zerkaut wird. Außerdem sind sie wirksam gegen schlechten Atem, Azidose und Durchfall.

• **Papaya:** Diese tropische Frucht wird auch bei uns immer beliebter. Sie besitzt Papain, ein Enzym mit besonders guten Heileigenschaften, eine Art pflanzliches Pepsin. Die Frucht schmeckt ausgezeichnet, ist leicht verdaulich. Sie gilt als körperreinigend und schleimlösend und verdaut ein Vielfaches ihres Gewichtes an Protein. Der Saft ist hilfreich bei Koliken und Beckenproblemen.

Indikation: Störungen des Verdauungstraktes, Schnittwunden, Blutergüsse, Gastritis und Magengeschwüre, Blähungen, Sodbrennen.
Enthaltene Vitamine: A, B, C und E.

● **Paprika, roter oder scharfer:** Vorsicht mit ihm bei Entzündungen des Verdauungstrakts.
Indikation: Erkältungen, Asthma, Malaria und Würmer.
Enthaltene Vitamine: A, B_1 und C.

● **Pflaume:** Sie besitzt ein wunderbares Nerven-Salz. Ebenso eine erhöhte Menge an natürlichem Zucker, und dieser kann sehr hilfreich bei Gewichtszunahmen sein. Es empfiehlt sich, die Früchte besser über Nacht einzuweichen als zu dämpfen. *Pflaumensaft* mit etwas Honig ist ein probates Mittel gegen Halsschmerzen.
Indikation: Verstopfungen, Anämie und Kreislaufschwäche.
Enthaltene Vitamine: A, B_1, B_2 und C.

● **Rote Bete:** Dieses Gemüse müssen wir aufteilen in den Kopf und in die Wurzeln. Man sollte die Wurzeln nicht kochen, sondern sie roh essen, etwa mit einem Dressing aus Honig und Zitronen.
Indikation: Verstopfung, Gelbsucht, Ruhr, Pickel und Hautirritationen. Gut einzusetzen ist Rote Bete auch bei Nieren- und Blasenbeschwerden, Blutarmut, Nervosität und Menstruationsproblemen.
Enthaltene Vitamine: B_1, B_2 und C.
Der Kopf der Roten Bete ist ein exzellentes Grüngemüse und enthält mehr Eisen als Spinat, darüber hinaus eine Menge anderer Mineralien.
Indikation: Blutarmut, Tuberkulose, Verstopfung, Katarrh, Appetitlosigkeit, Gonorrhöe, Tumoren, Ruhr, Fettleibigkeit, Mandelentzündungen, Verdauungsstörungen, Gicht, Pusteln; hilfreich für den Abbau von Suchtgiften im Körper. Bitte trotzdem nur in geringen Mengen verzehren, da der Kopf der Roten Bete auch eine hohe Konzentration an Oxalsäuren (Kleesäuren) aufweist.
Enthaltene Vitamine: A, B_1, B_2, C, E und K.

- **Schnittlauch:** Ein Gewächs, das als harnfördernd gilt. Indikation: Gicht, Appetitlosigkeit, Asthma, Katarrh, Tuberkulose, niedriger Blutdruck.
Enthaltene Vitamine: reichlich Vitamin C.
- **Sellerie:** Es wird empfohlen, ihn nur gekocht, gedämpft oder gebacken zu verzehren. Sellerie ist ein außerordentlich natriumreiches Nahrungsmittel, welches stark basisch auf unser System einwirkt. Es läßt sich gut kombinieren mit Karotten und ist wirksam bei vielerlei Krankheiten.
Indikation: Nierenentzündung, Arthritis, Rheuma, Nervenschwäche, Verstopfung, Blutarmut, Azidose (Übersäuerung), Schlaflosigkeit, Asthma, Tuberkulose, Migräne, Gallensteine, Fettleibigkeit, Bluthochdruck, Katarrh, Zahnprobleme. Sellerieblätter helfen gegen Diabetes und die Wurzeln gegen Wassersucht.
Selleriesaft: Aus frischem Sellerie gewonnen, ist er ein besonderes Stärkungsmittel und wirkt blutreinigend.
Indikation: Arthritis, Rheuma, Blinddarmentzündungen, Appetitlosigkeit, Fieber, Gicht, Epilepsie, Syphilis, Gonorrhöe, Tumoren, Magengeschwüre, Halsschmerzen, Arteriosklerose, Lymphprobleme, Ischias.
Enthaltene Vitamine: A, B_1, B_2, C und E.
- **Trauben:** Das Vorteilhafteste an ihnen ist die Tatsache, daß der Traubenzucker direkt ins Blut übergeht, ohne irgendeinen Verdauungsprozeß zu durchlaufen. Trauben sind daher ein ausgezeichnetes Nahrungsmittel und äußerst blut- und körperreinigend. Die organische Säure der Frucht wirkt stark antiseptisch.
Trauben eignen sich außerdem hervorragend zur Säuberung der Zähne und gegen weichen Gaumen.
Bei Krebs scheint eine Trauben-Diät die entarteten Zellen aufzubrechen und das verkrebste Gewebe auf dem Verdauungswege auszuscheiden. Trauben stimulieren Nerven und Gewebe genau in der Art und Weise, wie unsere Verdauungsorgane funktionieren.
Indikation: Anämie, Tuberkulose, Verstopfungen, niedri-

ger Blutdruck, schwacher Kreislauf, Appetitlosigkeit, Krebs, Gallensteine, Hauterkrankungen, Durchfall, Arthritis, Leberbeschwerden, Gicht, nervöse Erschöpfungszustände.

Enthaltene Vitamine: A, B_1 und C.

• **Zitrone:** Sie ist das wirksamste aller Nahrungsmittel bei Erkältungen, Halsschmerzen, Rheuma, Kopfschmerzen, Herzschmerzen, Gallenleiden.

Zitronenlimonade ist sehr hilfreich bei Schluckauf.

Mit Glyzerin gemischt, eignet sich der Saft gut zur Behandlung von Frostbeulen. Bei Verstopfungen hilft *Zitronensaft* in einem Glas mit heißem Wasser. Er wirkt reinigend, heilend und kann auch direkt auf offene Wunden gegeben werden. Er ist ein natürliches Antiseptikum.

Einige Wissenschaftler halten die Substanzen einer Zitrone für einen wirksamen Schutz gegen radioaktiven Fallout und gegen radioaktive Strahlung bei Fernsehern. Diese Strahlung kann zu Darmblutungen führen, sie kann die roten Blutkörperchen zerstören und Anämie verursachen.

Eine *Lotion* aus *Zitronensaft* ist ein altbekanntes Mittel gegen Falten. Der Saft verhilft auch Zähnen zu weißerer Färbung und ist ein gutes Mittel, um Parodontose zu vermeiden. Außerdem wirkt er gegen Mückenstiche, offene und wunde Hände, Krampfadern, Malaria, Grippe, Katarrh und Schwierigkeiten mit der Leber. Es gibt auch Erkenntnisse, daß Zitrone mit heißem Wasser gegen überschüssiges Fett im Körper wirkt. Sowohl innerlich wie äußerlich ist Zitronensaft ein guter Entgifter für den Körper.

Indikation: Gallenleiden, Verdauungsstörungen, Nieren- und Leberprobleme, Magenreinigung, Vaginaldusche für Frauen, zur äußeren Anwendung bei Akne, Ekzemen und Wundrosen, Beulen, Karbunkeln, Mitessern und offenen Stellen.

Enthaltene Vitamine: A, B_1 und C.

• **Zwiebel:** Das beste Mittel, um beginnende Erkältungen und Katarrhe aus dem Körper zu vertreiben. Zwiebel-Tonikum wird seit vielen Jahren verwendet. Schneiden Sie die

Zwiebeln in Scheiben, geben Sie ein wenig Honig darüber – schon haben Sie einen erstklassigen Hustensirup. Zwiebeln fördern die Schleimlösung bei Husten und Katarrh. Sie wirken harntreibend und leicht abführend. Zugleich sind sie keimtötend und gut für Augen, Haare und Nägel. Eine *Maske aus gehackten Zwiebeln* hilft gegen Brustfellentzündung und Furunkel.

Indikation: Asthma, Bronchitis, Erkältungen, Tuberkulose, niedriger Blutdruck, Akne, Hautirritationen, Würmer, Kopfschmerzen, Kreislaufschwäche, Neuritis und Fettleibigkeit.

Rohe Zwiebeln sollen nicht verwendet werden bei Gastritis, Magengeschwüren oder Koliken.

Enthaltene Vitamine: B_1 und B_2.

Zum Schluß noch eine wichtige Anmerkung:
Der Vitamin-B-Komplex ist hitzeempfindlich! Bei Temperaturen von über 46 Grad Celsius werden diese Vitamine zerstört.

Die Vitamine A und E vertragen 60 bis 65 Grad Celsius.

Vitamin C ist hitzebeständig bis 70 Grad.

20 Was der Speichel alles kann

Sobald wir etwas in den Mund befördern, kommt es in Berührung mit dem Speichel. Wie bereits erwähnt, sollte auch der pH-Wert des Mundspeichels regelmäßig gemessen werden (mit einem Indikator-Teststreifen). Liegt der ermittelte Wert deutlich unter pH 7,0, so ist eine Übersäuerung vorhanden, der Speichel kann seine wichtigen Aufgaben beim Ablauf der Nahrungsverwertung nicht mehr optimal erfüllen.

Die Nahrung wird zerlegt

Die wichtigste Aufgabe des Speichels liegt in der Vorverarbeitung der zugeführten Nahrung. Er feuchtet die Mundhöhle an, weicht trockene Nahrung auf, macht den Speisebrei gleitfähig, so daß dieser beim Prozeß des Schluckens problemlos in und durch die Speiseröhre befördert werden kann.

Das im Speichel enthaltene Ptyalin (Speicheldrüsen-Ferment) vollzieht den ersten Schritt der Nahrungsaufspaltung, indem es einen Teil der zugeführten Stärke in Kohlenhydrat-Untereinheiten zerlegt. Deren Wirkung wird von der Salzsäure des Magens aufgehoben, da sie das Eiweiß zerstört.

Trocken schmeckt nach gar nichts

Der Speichel ist es auch, der es uns erst ermöglicht, Nahrung zu schmecken. Die Geschmacksempfindung wird durch Tausende von Geschmacksknospen übermittelt, die sich hauptsächlich in der Zungenschleimhaut befinden. Sie sprechen jedoch nur auf flüssige Substanzen an. Ein trockener Speisebrei in einem trockenen Mund würde keinerlei Geschmacksempfindungen hervorrufen.

Der Speichel löst also Nahrungsbestandteile, die dann beim Kontakt mit den Geschmacksknospen zu deren Stimulation beitragen und über die Nervenbahnen zur Übertragung ans Gehirn führen. Und das Gehirn entwirft schließlich aus den ankommenden Impulsen ein Geschmacksbild.

Es sei an dieser Stelle darauf hingewiesen, daß die Geschmacksknospen der Zunge nur die Qualitäten süß, sauer, bitter und salzig unterscheiden. Alle übrigen Impulse, die wir vereinfachend unter dem Begriff »Geschmack« zusammenfassen, werden unseren Sinnen über den Geruch der Nahrung vermittelt.

Da bleibt einem glatt die Spucke weg

Tag und Nacht werden kontinuierlich geringe Speichelmengen freigesetzt. Die Steuerung dieser Produktion unterliegt dem autonomen Nervensystem. Eine erhöhte Aktivität des Sympathikus-Nervs, der ein Teil des autonomen Nervensystems ist, führt zu einer Verminderung der Speichelsekretion. Dieses fällt einem besonders in Situationen auf, in denen man nervös ist. Der Mund wird trocken, das Sprechen wird erschwert.

Auf der anderen Seite führt die erhöhte Aktivität des Parasympathikus (das ist der Gegenspieler des Sympathikus im autonomen Nervensystem) zu vermehrter Speichelsekretion. So wird beispielsweise das parasympathische System durch den Anblick oder den Geruch von Speisen – ja sogar beim bloßen Gedanken an etwas Leckeres zu essen – aktiviert. Die Speichelabsonderung erhöht sich automatisch, und dieser Reflex ist jedem von uns bekannt unter der volkstümlichen Formulierung »Mir läuft das Wasser im Munde zusammen«.

Selbstverständlich ist es möglich – und bisweilen auch empfehlenswert, die Funktion der Speichelabsonderung zu beeinflussen. Wir sind in der Lage, bei spürbar aufkommenden Streßsituationen ganz bewußt für einen normalen Speichelfluß zu sorgen. Denken Sie einfach an Ihre Lieblingsspeise, und das autonome Nervensystem schafft wieder die richtige Balance zwischen Sympathikus und Parasympathikus. Der trockene Mund verschwindet. Wobei es sich hier nicht allein ums psychische Wohlbefinden handelt. Ein gesunder Speichelfluß ist geradezu lebensnotwendig für die optimale Verarbeitung der aufgenommenen Nahrungsprodukte in den verschiedenen Stoffwechselprozessen.

IV Zusammenfassung

21 Jeder kann sich selber helfen

Die wichtigste Voraussetzung für ein gesundes Leben ist ein geschärftes Bewußtsein. Mit den bisherigen Erklärungen haben wir versucht, den Leser auf den richtigen Weg zu führen. Gehen muß jedoch jeder für sich allein. Was dabei dringend zu beachten ist, wollen wir noch einmal stichwortartig zusammenfassen.

Dreimal Gleichgewicht muß sein

Es sind drei Bereiche, die über unsere Gesundheit bestimmen: Luft, Wasser, Nahrung. Wird das Säure-Basen-Verhältnis auf einer dieser drei Ebenen entscheidend gestört, verlieren wir unsere Gesundheit und erkranken. Als Hilfestellung zur Erhaltung oder Wiedererlangung der Gesundheit können uns Produkte dienen, die einen Mangel im Körper ausgleichen.

Doch in erster Linie ist es wichtig, daß wir von vornherein eine Übersäuerung des Organismus zu verhindern suchen. Dafür gelten die folgenden Regeln:

Luft

- Bewegen Sie sich täglich an der frischen Luft – aber ausgeglichen, das heißt in Balance.
- Atmen Sie niemals durch den offenen Mund.
- Üben Sie – auch bei Anstrengungen wie beim Jogging – das Einatmen durch die Nase.

- Ärgern Sie sich nicht – lächeln sie. Nur dann bleibt die Durchblutung aller Organe optimal.
- Erhalten Sie sich die Fähigkeit, sich über Kleinigkeiten zu freuen.
- Lachen Sie gern und viel. Das hilft, CO_2 aus dem Organismus abzutransportieren.
- Gehen Sie nie verspannt oder wütend zu Bett. Reinigen Sie die Atmosphäre, bevor Sie sich schlafen legen.
- Gönnen Sie sich zweimal im Monat einen Saunabesuch. Damit wird die Atmung Ihrer Haut angeregt und zugleich Säure über die Haut ausgeschieden.
- Geben Sie Ihrer Haut Luft zu atmen, indem Sie luftige Kleidung aus natürlichen Materialien tragen.

Wasser

- Trinken Sie mindestens zwei Liter Quellwasser, levitiertes Wasser oder wenigstens kohlensäureloses Wasser am Tag.
- Baden Sie im Meer, in Süßwasserseen, Bächen oder basischen Heilquellen. Alle Schwimmbäder verwenden Chlor, und Chlor ist sauer!
- Je kälter das Wasser, um so mehr wird die Aufnahme von Sauerstoff über die Haut (Hautatmung) angeregt. Dieses Prinzip, das zu einem basischeren Gesamtmilieu führt, kannte bereits Pfarrer Kneipp.
- Trinken Sie regelmäßig basische Getränke wie frischgepreßte Obst- und Gemüsesäfte.
- Nehmen Sie viel wasserhaltige Nahrung zu sich (Gemüse, Obst), am besten zu rund 60 Prozent. Dieser Wert variiert allerdings, je nach der Klimazone, in der Sie leben. In südlichen Gegenden tunlichst noch mehr als 60 Prozent.

Nahrung

- Essen Sie erst dann wieder, wenn eine Mahlzeit vollständig verdaut ist. Zur Erinnerung: Obst braucht zirka 30 Minuten, Kohlenhydrate zirka zwei Stunden, Eiweiß und Fette rund vier bis sechs Stunden.

• Achten Sie auf die Kombination der Nahrungsmittel. Wenn Sie die falschen Speisen und Getränke gleichzeitig zu sich nehmen, droht die Gefahr von Gärung und Fäulnis im Magen.

• Kauen Sie alles gut und langsam durch. Der Speichel ist basisch und hilft, gewisse Verdauungsprozesse vorab in Gang zu setzen.

• Bemühen Sie sich darum, vorwiegend basische oder basenbildende Nahrungsmittel zu sich zu nehmen.

• Trinken Sie nicht während des Essens – nur bis zehn Minuten vorher und anderthalb Stunden nachher. Sonst kann durch die Verdünnung der Verdauungssäfte leicht Gärung oder Fäulnis entstehen, und beides führt zu Übersäuerung.

• Essen Sie in ausgeruhtem Zustand. Nur dann sind die Verdauungsorgane bereit, problemlos zu arbeiten.

• Essen Sie abends möglichst wenig. Das Essen bleibt sonst zu lange im Magen-Darm-Trakt liegen, da die Verdauung am Abend langsamer vonstatten geht.

Was hebt Übersäuerung auf?

Ein übersäuerter Organismus sollte auch mit Hilfsmitteln von außen wieder ins Gleichgewicht gebracht werden. Dazu bieten sich die folgenden Hilfsmittel an:

• Basen-Pulver (Natron oder Natriumbicarbonat).

Dieses wird von verschiedenen Herstellerfirmen angeboten und ist meist mit unterschiedlichen Mineralien angereichert. Auch beziehbar über die Nowo Balance® Klinik Bruneck.

• Mineralien möglichst in kolloidaler Form.

Sie werden nach individuellem Bedarf gegeben. Bei Kalziummangel wird zum Beispiel Kalzium in Form des Haifischknorpels verabreicht.

- Meersalz-Bäder, Basen-Bad oder Kernseifen-Bad.

Die Rezeptur eines Basen-Bades kann gegen eine Schutzgebühr von DM 5,– bei der Nowo Balance® Klinik Bruneck angefordert werden.

- Basen-Infusionen und Mineral-Infusionen.
- Die Mayr-Kur.

Die nach dem österreichischen Arzt F. X. Mayr benannte Kur mit Milch und altbackenen Semmeln kann ganz erstaunliche Ergebnisse erzielen, wenn es darum geht, die Mechanismen einer gesunden Verdauung zu reaktivieren und die üblichen Ernährungsfehler auszugleichen. Die Mayr-Kur wird auch in der Nowo Balance® Klinik Bruneck durchgeführt.

Anhang

Begriffserläuterungen

Alkalose (Basenüberschuß): Darunter versteht man eine Säure-Basen-Störung mit Anstieg des pH-Wertes. Die respiratorische Alkalose entsteht durch Basenmangel, die metabolische, den Körper vergiftende Alkalose ist Folge eines Basenüberschusses. Die respiratorische Alkalose (Hyperventilation) ist geprägt von einem gefährlichen, oft verkannten Mangel an Basen. Bei forcierter Atmung wird vermehrt CO_2 abgeatmet. CO_2 und H_2O sind aber die Spaltungsprodukte der Kohlensäure H_2CO_3. Diese wiederum ist durch die puffernde Verbindung eines aggressiv sauren H+-Moleküls mit einem basischen Bicarbonat-Molekül HCO_3 entstanden.

Das Gefährliche: Mit jedem Säuremolekül, das so den Körper verläßt und damit den pH-Wert nach oben zur Alkalose schiebt, geht ebenso ein Basenmolekül aus dem Körper. Es entsteht ein immer größerer Basenmangel, die basischen Pufferreserven vermindern sich zusehends.

Ein Therapeut würde im Normalfall jetzt Säuren geben, um die Alkalose auszugleichen. Tut er das aber, dann stürzt der Säure-Basen-Haushalt zwangsläufig in eine akute Azidose – und die kann leicht tödlich verlaufen.

Azidose (Säureüberschuß): Bei einer respiratorischen Azidose (Asthma) herrschen exakt die umgekehrten Verhältnisse: Es wird zuwenig CO_2 über die Lungen abgegeben, deshalb ist kein Platz für neuen Sauerstoff (O_2). Unter Azidose allgemein versteht man Übersäuerung, eine Säure-Basen-Störung mit Abfall des pH-Wertes. Respiratorische Azidose geht einher mit Basenüberschuß, metabolische Azidose mit Basenmangel. Latente Azidose ist die noch kompensierte Minderung der Pufferbasen ohne pH-Änderung. Dieses Krankheitsphänomen ist immer häufiger anzutreffen. Die Ursachen sind vielfältig, reichen von allgemein herabgesetztem Sauerstoffgehalt im Blut bei Herzinsuffizienz bis zu Vergiftungen und Zinkmangel.

Base: Eine Base ist eine Verbindung, die wäßrige Lösungen (Wasserstoff+-Ionen) gut aufnehmen kann. Basen beinhalten Verbindungen aus verschiedenen Mineralien, die in der Lage sind, sich problemlos mit Wasser zu verbinden. Basenüberschuß ist ein Begriff, der die Abweichung von der normalen Pufferbasenkonzentration kennzeichnet. Ein Basenmangel wird als negativer BE ausgedrückt. Der BE wird errechnet aus den Werten pH und pCO_2 (Wasserstoffionenkonzentration und Kohlendioxidgehalt).

Bicarbonat: Das ist im Grunde nichts anderes als das gute alte Backpulver, früher Natron genannt. Es ist ein probates Mittel, um überschüssige Säuren zu binden und bei ihrer Ausscheidung zu helfen.

Kohlendioxid und **Kohlensäure:** Kohlendioxid trägt die chemische Formel CO_2. Unser Blut enthält etwa 35 bis 40 Prozent Kohlendioxid. Dieses wird zur Lunge transportiert und ausgeatmet. Es empfiehlt sich, keine zusätzliche Kohlensäure aufzunehmen, da sonst das Säure-Basen-Gleichgewicht verschoben wird.

pH-Wert: Er zeigt an, ob eine Flüssigkeit oder ein Stoff sauer oder basisch ist. pH ist die Abkürzung des lateinischen Begriffs »potentia hydrogenii« und bedeutet »Wasserstoffionenkonzentration«. Der pH-Wert sagt aus, wieviel Wasserstoff-Ionen sich in einem Liter Lösung befinden. Die Skala reicht von 1 (stark sauer) bis 14 (stark basisch), als neutral gilt der pH-Wert 7. (Der effektive Neutralpunkt des Säure-Basen-Gleichgewichts, als pK-Wert bezeichnet, liegt allerdings bei pH 6,1.) Ist er erreicht, so finden wir etwa die gleiche Menge an basischen und an sauren Teilchen vor. Ihre Wirkung gleicht sich aus. Die optimale Balance im Blut liegt bei pH 7,4 – mit geringen Abweichungen nach oben und unten. Dieser Bereich ist sehr stark alkalisch, weil er schon weit über dem pH-Wert 6,1 liegt.

Für einen konstanten pH-Wert des Blutes ist in erster Linie das Bicarbonat-Puffersystem verantwortlich. Es ermöglicht den Transport des Kohlendioxids, das sich im Gewebestoffwechsel in hohen Mengen bildet, über die Blutwege zu den Lungen. Dies geschieht durch Umbau des an sich im Blut schlecht löslichen CO_2 zu gut löslichem Bicarbonat. 75 bis 80 Prozent des gebildeten Kohlendioxids werden mit Hilfe dieses Systems befördert.

Die beim Umbau zu Bicarbonat gleichzeitig entstehenden Wasserstoff-Ionen werden durch Hämoglobulin abgepuffert, um den pH-Wert des Blutes gleichbleibend zu erhalten. Sodann werden sie zur Lunge transportiert. Ein Teil des Kohlendioxids erreicht die Lungen, indem es sich an Plasmaproteine bindet. In den Lungen wird Kohlendioxid aus den zuvor in den Geweben entstandenen Verbindungen wieder freigesetzt, aus dem Bicarbonat wird Kohlendioxid zurückgebildet. Das CO_2 kann den Körper nunmehr über die Luft, die ausgeatmet wird, verlassen.

Wichtig ist, daß die Puffersysteme des Blutes besonders schnell reagieren können. Dadurch sind sie in der Lage, den pH-Wert des Blutes konstant zu regulieren.

Puffersystem: Es bedeutet die Fähigkeit des Körpers, Säuren entgegenzuwirken, sie abzupuffern und gleichzeitig die Balance zwischen Säuren und Basen zu halten. Um das Puffersystem intakt zu halten, muß man ausreichend Wasser trinken, das pH-Wert-neutral ist und wenig schwebende Metalle enthält. Ideal wäre levitiertes Wasser.

Im Blut werden eine ganze Reihe von Puffersystemen wirksam, deren einzelne Bestandteile vielfältig variieren können. Eines ist zum Beispiel das Bicarbonat-Kohlensäure-System, das bei der Abatmung von CO_2 wirksam wird.

Der Widerstand gegen Säuren ist zusätzlich abhängig von der Körpertemperatur. Da jedes Mineral verschiedene Ausdehnungskoeffizienten hat, führt das bei Temperaturwechsel zu verschiedenen Spannungen unter den Mineralstoffen, die den pH-Wert verändern und auch die Belastbarkeit für Säuren. Je niedriger die Körpertemperatur, um so geringer wird der Widerstand gegen Säuren. Die beste Methode, den pH-Wert in Ordnung zu halten, ist Bewegung.

Ein guter Bestand an puffernden basischen Reserven ist lebenswichtig und Ausdruck guter Gesundheit. Der Vegetarier zum Beispiel verfügt dank seiner basenreichen Ernährung über reichlich solcher Reserven. Der Fleischesser hingegen verbraucht sie beim Puffern der Aminosäuren. Zu einem gefährlichen Überschuß basischer Substanzen kommt es nur bei akuten Vergiftungen mit Laugen (Seifen), die meist aus Unfällen resultieren – etwa wenn ein Kleinkind flüssiges Waschmittel trinkt.

Bei jeder medizinischen Diagnose stellt sich in allererster Linie die Frage nach der Pufferkapazität des Blutes, weniger die nach dem pH-Wert. Die Notfall- und Intensivmedizin arbeitet hier mit dem Blutgasautomaten. Auf der Intensivstation und speziell auch bei Narkosen wird genau darauf geachtet, daß das Gleichgewicht eingehalten ist. Ebenso bei Dialyse-Patienten.

Das Blut ist mit einem pH-Wert um 7,4 hochgradig alkalisch und verfügt somit über beträchtliche Basenreserven, um den bösen Feind, das aggressiv-saure dissoziierte Wasserstoff-Ion (auch unter dem Namen »freies Radikal« bekannt) an sich zu binden und damit abzuschwächen. Das H+-Ion wird dadurch gepuffert. Leider läßt es sich allerdings so noch nicht eliminieren.

Säure: Das ist eine wässrige Lösung, die Wasserstoff-Ionen abgeben kann. Eine Säure ist vom Geschmack oft nicht sauer (z. B. Zucker). Mischt sich die Säure mit basischen Substanzen, so entsteht ein chemischer Prozeß, der sie neutralisiert.

Säure-Basen-Status: Um ihn zu bestimmen, sind drei Faktoren erforderlich: die Säurekonzentration, die Basenkonzentration und der sich daraus ergebende pH-Wert. Mit Hilfe von Blutgasautomaten läßt sich der sogenannte Basenüberschuß (BE = »base excess«) ermitteln und nach einer Spezialformel (Henderson-Hasselbach-Gleichung) genau errechnen.

Literaturhinweise

Aihara, H.: »Säuren & Basen«, Holthausen/Laer 1988.

Bayer, W./Schmidt, K.: »Vitamine in Prävention und Therapie«, Stuttgart 1991.

Bircher-Benner, M.: »Essen Sie sich gesund«, Baltimore (Maryland, USA) 1973.

Birkmeyer, J. G. D. (Herausgeber): »3. Stuttgarter Mineralstoff-Symposium«, Stuttgart 1990.

Collier, R.: »Natürliche Ernährung in der modernen Welt – Gesund überleben mit lebendiger Nahrung«, Hennef 1984.

Cousens, G.: »Spiritual Nutrition«, San Raffael (USA) 1986.

Derbolowsky, U.: »Richtig atmen hält gesund«, Düsseldorf 1978.

Diamond, H./Diamond, M.: »Fit fürs Leben. Fit for Life«, München 1986.

Dietl, H./Ohlenschläger, G.: »Handbuch der orthomolekularen Medizin«, Heidelberg 1994.

Enstrom, J. E./Kanim, L. E./Klein, M. A.: »Vitamin C Intake And Mortality Among A Sample of The United States Population«, in: »Epidemiology«, 3 (1992).

Gaby, S. K./Bendich, A./Singh, V. N./Machlin, L. J. (Herausgeber): »Vitamin Intake And Health«, New York 1991.

Gordon, J. S.: »Manifesto For A New Medicine«, Reading (Massachusetts) 1996.

Hacheney, F.: »Levitiertes Wasser in Forschung und Anwendung«, Andechs 1992.

Hacheney, W.: »Wasser – Ein Gast der Erde«, Andechs 1992.

Hoffmann, K./Berender, A./Briehl, E.: »Revolution in der Küche«, Rheine 1995.

Hoffmann, M.: »Lebensmittelqualität«, Sonderausgabe Nr. 62 der Stiftung Ökologie & Landbau, Holm 1995.

Hosch, H.: »Gesund durch Entsäuerung«, Wiesbaden 1994.

Kruse-Jarres, J. D.: »Mehr Gespür für Spurenelemente«, in: »Therapiewoche«, 39 (1989).

Leitzmann, C./von Körber, K. W./Maennel, T.: »Vollwert-Ernährung«, Heidelberg 1986.

Levine, M.: »New Concepts In Biology And Biochemistry of Ascorbic Acid«, in: »New England Journal of Medicine«, 314 (1986).

Mann, G. V./Newton, P.: »The Membrane Transport of Ascorbic Acid«, in: »Annals of The New York Academy of Sciences«, Second Conference on Vitamin C (1975).

Mindell, E.: »Die Vitamin-Bibel«, München 1993.

Nakamura, T.: »Das große Buch vom richtigen Atmen«, München 1990.

National Academy of Sciences (Herausgeber): »Diet, Nutrition and Cancer«, Washington D.C. 1982.

Neumann, H.: »Stop der Azidose«, München 1991.

»Oriental Medicine. An Illustrated Guide to The Asien Arts of Healing«, Boston 1996.

Oetinger, I.: »Base ist Leben – Säure ist Tod«, in: »Naturarzt«, 10 (1989).

Oetinger-Papendorf, I.: »Durch Entsäuerung zu seelischer und körperlicher Gesundheit«, Öhringen-Ohrnberg 1988.

Pauling, L.: »Das Vitamin-Programm. Topfit bis ins hohe Alter«, München 1986.

Rath, M.: »Nie wieder Herzinfarkt«, München 1996.

Rath, M./Pauling, L.: »Plasmin-induced Proteolysis And The Role of Apoprotein(a), Lysine, And Synthetic Lysine Analogs«, in: »Journal of Orthomolecular Medicine«, 7 (1992b).

Rauch, E.: »Die F. X. Mayr-Kur... und danach gesünder leben«, Heidelberg 1991.

Sander, F.: »Der Säure-Basen-Haushalt des menschlichen Organismus«, Stuttgart 1953.

Schmitt, J. L.: »Atemheilkunst«, München und Berlin 1956.

Schrauzer, G. N.: »Selen – essentielles Spurenelement und Krebsschutzfaktor«, in: »Münchner Medizinische Wochenschrift«, 125, 29/30 (1985).

Volkmer, D.: »Selbstmord mit Messer und Gabel«, Bad Soden 1980.

Vorberg, B./Peter, H.-H./Böhme, A./Nöhring, A./Köhler, H.: »Untersuchungen zur nutritiven Versorgung des Menschen mit dem Spurenelement Selen«, in: Anke, M./Brückner, C./ Gürtler, M./Grün, M. (Herausgeber): »Mengen- und Spurenelemente«, Oberlungwitz 1989.

Weber, K. M.: »Vitamine- und Spurenelemente-Mangel trotz Überernährung?«, in: »Herz und Kreislauf«, 44/7 (1992).

Zierdt, K./Frühauf, M.: »Untersuchungen zur zeitlichen und elementvariablen Schwermetallanreicherung in Böden«, in: Anke, M./Brückner, C./Goppel, B. u. a. (Herausgeber): »Mengen- und Spurenelemente«, Oberlungwitz 1990.

Register

Herbig
Gesundheitsratgeber

Katja Akerberg

Die Akerberg-Methode in Medizin und Umwelt
208 Seiten

Die Haut – Spiegel des Stoffwechsels
Hautpflege von innen.
192 Seiten

Hademar Bankhofer

Hautnah schön
Der komplette Ratgeber für die perfekte Pflege von Haut und Haaren.
190 Seiten

**Dr. med.
Hermann Geesing**

Die beste Waffe des Körpers: Enzyme
Aktivieren Sie Ihre Biokatalysatoren.
166 Seiten

Allergie-Stop
So findet Ihr Immunsystem die richtigen Antworten auf die Umwelt.
Mit Allergie-Such-Diät.
192 Seiten

Immun-Training
So stärken Sie Ihre körpereigenen Abwehrkräfte.
176 Seiten

Die Immun-Trainings-Diät
So steigern Sie Ihre körpereigenen Abwehrkräfte.
Mit den bewährten Rezepten aus dem Schwarzwald Sanatorium Obertal.
192 Seiten

Herz-Fit
Wie Sie mit einem gesunden Kreislauf ein Leben lang jung bleiben.
192 Seiten

Dr. med. Erich Grassl

Die Kunst des Älterwerdens
Ratschläge eines Arztes und Psychologen.
192 Seiten

Lebensfahrplan für die Älteren
Wie helfe ich mir selbst?
Was bietet die öffentliche Hand?
Was steht mir gesetzlich zu?
Die wichtigsten Adressen.
176 Seiten

Herbig
Gesundheitsratgeber

Dr. Manfred Köhnlechner
Mutter ist der beste Arzt
Bewährte Hausmittel.
152 Seiten

Die Natur hilft
Gesund durch alle Jahreszeiten.
176 Seiten

Die Heilkräfte des Weins
174 Seiten

Dr. med. Richard May
Ratschläge eines Landarztes
Erfahrungen aus 50 Jahren
medizinischer Praxis.
200 Seiten

Dr. med. Karl J. Pflugbeil
Vital-Plus
Das große Programm der
Orthomolekularen Medizin.
Was Sie mit Vitaminen, Mineral-
stoffen, Spurenelementen, Fett
und Aminosäuren für Ihre
Gesundheit tun können.
192 Seiten

Die Vital-Plus-Diät
So geben Sie Ihrem Leben
mehr Vitalität.
206 Seiten

**Dr. med.
Hasso H. Thalmann**
Zell-Fit
Immun gegen Umweltgifte mit
der neuen Zell-Milieu-Medizin.
192 Seiten

Dr. med. Walter Weber
*Der Mensch ist mehr
als sein Körper*
Beschwerden sind heilbar.
176 Seiten

*Die Seele heilt den
Menschen*
Gesundheit ist lernbar.
192 Seiten

Hoffnung bei Krebs
Der Geist hilft dem Körper.
224 Seiten

**Professor Dr.
Fritz Wiedemann**
*Die Kunst
glücklich zu sein*
Eine Psychotherapie zur
Selbstbehandlung.
168 Seiten